MÉDECINE

HOMŒOPATHIQUE.

ABRÉGÉ DE SON HISTOIRE,

DE SON PRINCIPE ET DE SES DOSES,

De ses bienfaits et de son régime,

Par le docteur A. MASSIN.

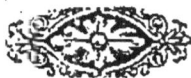

BEAUNE,

IMP. LIB. ED. BATAULT-MOROT.

——

1855.

MÉDECINE HOMŒOPATHIQUE.

MÉDECINE
HOMŒOPATHIQUE.

ABRÉGÉ DE SON HISTOIRE,

DE SON PRINCIPE ET DE SES DOSES.

De ses bienfaits et de son régime,

Par le docteur **A. MASSIN.**

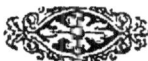

BEAUNE,

IMP. LIB. ED. BATAULT-MOROT.

1853.

Guérir sûrement, promptement et agréablement.

Telle est la devise de l'homœopathie.

A LA MÉMOIRE D'HAHNEMANN,

L'AUTEUR DE L'HOMOEOPATHIE.

Hommage à la mémoire de celui qui a proclamé la loi des semblables avec les précieuses explications thérapeutiques dont elle est susceptible, qui a si bien prouvé aussi tout le merveilleux des petites doses homœopathiques.

Que son nom inscrit au premier rang parmi les bienfaiteurs du genre humain, traverse les siècles, religieusement conservé dans le cœur de l'humanité reconnaissante.

Que son âme généreuse jouisse de la juste récompense de ses nombreux bienfaits.

Que le fruit de ses longs travaux ne soit pas inutile, même au moins favorisé de ses disciples.

A. MASSIN,
Docteur-médecin.

Beaune,   avril 1853.

AVANT-PROPOS.

L'idée généralement peu exacte que l'on a de l'homœopathie, la malveillance de quelques personnes à son égard, la critique peu raisonnée de beaucoup d'autres, m'ont déterminé à la publication de cette courte notice, qui a pour but de montrer la mauvaise foi des uns, et de rectifier le jugement des autres, dans une cause qui intéresse le genre humain tout entier.

Bien convaincu de son importance, animé aussi du désir de propager cette médecine si avantageuse à tous les âges de la vie, ainsi qu'à toutes les classes de la société. J'ai osé entreprendre d'en donner une idée à la portée de toutes les intelligences.

Après tant de systèmes médicaux qui, depuis plusieurs siècles, se sont successivement écroulés, faute de la solidité de leur base, ne devons-nous pas saluer avec enthousiasme le beau jour qui vient enfin éclairer le monde médical ? Pouvons-nous, sans faillir à notre noble mission, fermer les yeux à l'aspect de sa vive lumière.

La vérité se révèle enfin !

La nature déchirant son voile nous montre partout la loi des semblables.

Désormais plus d'hypothèses ! entre les maladies et les médicaments nous trouverons les malogies.

Ni l'amertume, ni le dégoût ne pourront plus autoriser le refus de nos moyens curatifs.

Plus restreint doit être, dès ce jour, le nombre de tant d'affections rebelles, le tourment des malades, et le désespoir de la médecine.

Tous les âges auront droit aux trésors de l'homœopathie ; la plus tendre enfance, comme la vieillesse la plus avancée, pourront puiser à sa source salutaire.

Hâtons de tout notre pouvoir l'accomplissement de tant de bienfaits ! que celui qui en fut parmi nous le premier apôtre, conserve à jamais la couronne de l'immortalité !!!

MÉDECINE HOMŒOPATHIQUE.

Abrégé historique.

Subissant le sort des plus importantes découvertes, cette médecine, née en Allemagne, il y a plus de 60 ans, eut à supporter, dès son origine, des attaques de plus d'un genre, et il fallut tout le génie et tout le courage de celui qui lui donna le jour pour ne pas laisser étouffer, dans les langes du berceau, cette libératrice de tant d'infirmités humaines.

Comme bien des vérités, elle n'a triomphé qu'après avoir dissipé d'épaisses ténèbres, qu'après avoir livré bien des combats aux préjugés, à l'orgueil, à la mauvaise foi, plus souvent qu'à l'ignorance.

La révolution qu'elle devait opérer en médecine et en pharmacie, le coup désastreux dont elle menaçait le commerce de la droguerie, tout était bien capable de soulever contre elle une cohorte ennemie, à la tête de laquelle étaient les chefs de l'ancienne médecine.

Rien cependant ne put arrêter la marche de celui que guidait le flambeau de la vérité. Ses succès, de jour en jour plus nombreux et plus certains, loin de rester dans l'obscurité et le dédain que lui vouaient tant d'envieux, étendirent de plus en plus l'horizon de ses conquêtes, et attirèrent sous les drapeaux d'Hahnemann, le créateur de cette médecine, un petit nombre d'apôtres dévoués, capables d'accroître et de distribuer les richesses de ce nouveau trésor.

Reculant toujours de plus en plus les limites de son royaume, elle pénétra en Italie, et c'est de là qu'en 1830 elle fut apportée à Lyon par le docteur Sébastini Desguidi. Cet homme, d'une érudition profonde, embellie d'un zèle évidemment philantropique, sut bientôt mettre au grand jour tout ce que contenait d'avenir une médecine à peine sortie de l'enfance. L'appel qu'il fit aux médecins français ne resta pas sans effet chez tous ceux qui, comprenant l'importance de leur mission, voyaient d'un œil attristé le nombre et la grandeur des lacunes que laissait devant eux l'ancien, mais trop imparfait art de guérir.

C'est alors que parurent, sur plusieurs points de la France, quelques homœopathes.

En 1835, trois cents personnes, parmi celles qui devaient leur guérison au docteur Desguidi, par reconnaissance et pour perpétuer un précieux souvenir, lui firent frapper une grande médaille d'or portant cette mémorable légende :

Mire sanati gratitudinis momores.

Que l'on pourrait traduire par :

Reconnaissance et souvenir d'admirables guérisons.

Aujourd'hui, après avoir triomphé de tant d'obstacles, cette médecine est répandue dans toutes les nations civilisées; dans presque toutes les capitales du monde, et même dans les principales villes d'Europe, s'organisent des sociétés homœopathiques dont les utiles travaux la répandent et font apprécier ses bienfaits. Notre capitale, où

vint finir les dernières années de sa longue
et laborieuse carrière l'immortel Hahnemann , Paris possède une société de médecins homœopathes, publiant un journal.
Depuis bien des années aussi les principes
de cette doctrine reçoivent dans les savantes
leçons de M. le professeur Léon Simon,
un dévoloppement non moins éloquent
qu'étendu, éclairé et positif. Il n'est pas un
quartier de cette grande cité qui ne possède
quelques nouveaux adeptes; il n'est pas
une ville un peu importante en France qui
n'ait un ou plusieurs médecins homœopathes. Paris, Lyon, Marseille, Bordeaux ,
Strasbourg Colmar, etc., voient sans cesse
augmenter le nombre des médecins qui la
pratiquent et des malades qui réclament ses
secours.

Pourquoi, demande-t-on, cette médecine
n'est-elle pas exclusivement adoptée? Pourquoi éprouve-elle encore des contradictions,
si elle promet de beaux succès, si elle
comble de grandes lacunes, si elle est à l'a-
bri de bien des erreurs?

Pourquoi, demanderons-nous à notre tour,
Gallilée eut-il à se rétracter publiquemen

pour avoir dit que la terre tournait autour du soleil, vérité aujourd'hui trop patente ? En médecine, pourquoi Guillaume Harvey, pour avoir démontré que le sang circulait dans nos vaisseaux, essuya-t-il d'odieuses persécutions, et surtout de la part des médecins les plus en renom de son temps ? Pourquoi le bienfait de la vaccine fut-il soumis aux mêmes épreuves ? Pourquoi, aujourd'hui, au milieu du siècle des lumières, en France, cette patrie de tant de savants, pourquoi, disons-nous, le magnétisme animal, cette science qui nous révèle la puissance de l'homme, ce bienfait de son créateur, ce merveilleux foyer de lumière, ce remède à bien des maux, ce puissant calmant au moyen duquel les plus grandes opérations chirurgicales peuvent se faire sans la moindre douleur ; pourquoi, pourquoi donc, dirons-nous, proscrit de nos académies savantes, est-il obligé de courir le monde, de se montrer au public sur des théâtres, exploité trop souvent par la cupidité ? A cent pourquoi de même nature pourrait suffire cette réponse :

Toute importante vérité, en naissant sur

cette terre, qui n'est pas sa patrie, semble devoir, avant son affranchissement, languir un instant sous le joug des mauvaises passions.

Nous ajouterons : des idées fondées sur des connaissances péniblement acquises, un orgueil déplacé, des intérêt qui peuvent être compromis, la nécessité de faire de nouvelles et sérieuses études, ne sont-ils pas aussi de puissants obstacles à sa propagation.

L'on dit que l'homœopathie est trop jeune, qu'elle n'a pas encore subi l'épreuve d'une assez longue expérience pour mériter quelque confiance.

Nous ne pouvons nous offenser d'une telle réserve, d'un tel doute dans une question de santé et de vie ; nous conviendrons qu'effectivement l'homœopathie est très-jeune, comparativement à l'autre médecine, puisqu'elle ne dépasse guère un demi-siècle, mais nous ferons observer que née avec tous les attributs de la force, elle a dû prendre un rapide développement dans l'alimentation féconde que le génie de Hahnemann, son père, a su lui découvrir aux sources les plus profondes et les plus cachées, mais les plus utiles de l'ancienne médecine ; qu'elle est aujourd'hui sous la direction de maîtres instruits et laborieux qui la cultivent avec fruit et la poussent avec ardeur vers un degré de perfection qui, par sa précision, lui a permis de devancer sa sœur aînée l'allopathie.

N'ayant jamais fait un seul pas dans l'ornière de la routine, elle a donc dû, comme les sciences physiques exactes, marcher avec son siècle de progrès en progrès sans jamais rétrograder.

Si le militaire a moins de gloire à attendre d'une longue carrière passée dans les loisirs d'une paisible indolence, que des nombreux combats où il a signalé sa valeur, de même l'homœopathie, toujours en but aux préjugés, à toutes les mauvaises passions, n'a pu qu'à force de prodiges, acquérir la gloire de régner avec éclat dans toutes les nations civilisées.

Le récit du personnel de l'homœopathie, des qualités et du rang des hommes qui lui consacrent leurs talents, de la rapidité de son développement dans les quatre parties

du monde, de la faveur dont elle jouit au-
près de gens éclairés, ce récit, dirons-nous,
peut déj' suffire à son éloge, il est une forte
preuve de son mérite; c'est la première réponse à opposer à ceux qui trop inconsidérément la taxent de chimères.

La Bibliographie médicale homœopathique, quoique d'origine bien récente, vient encore tant par la fécondité et l'importance de
ses observations, que par la précision des
traitements qu'elle propose, ajouter à la
grande valeur de notre nouvelle science.

Nous devons dire un mot des expériences qui, dès les premières années de l'in-
troduction de l'homœopathie en France furent tentées dans un des grands hôpitaux
de Paris, par un médecin aussi instruit que
haut placé, mais nullement versé dans la
carrière homœopathique (comme il l'avoue
lui-même).

A cette époque la littérature homœopatique était tout-à-fait pauvre en France, les
ouvrages allemands n'étaient pas traduits
dans notre langue; nous ne possédions qu'un
petit manuel bien incomplet, il fallait donc

pour consulter la matière médicale dans sa langue mère, une connaissance de cette langue, et un assez long temps dont l'expérimentateur est supposé n'avoir pu disposer d'après l'application tout-à-fait erronée qu'il fit des remèdes hocœmopathiques.

Quelle confiance inspirerait au public un homme, quelqu'intègre qu'il fut d'ailleurs, qui, sans études préalables des lois, voudrait, le code à la main, juger toutes choses contentieuses ? Malgré toute la bonne foi possible, méconnaissant l'esprit des lois, il en ferait de fausses explications et commettrait de grossières erreurs.

De même à l'époque de l'enfance de l'homœopathie, il devait être impossible à un homme d'acquérir en peu de temps assez de connaissances pour traiter méthodiquement un grand nombre de personnes atteintes de maladies de toutes natures.

Aujourd'hui, outre les traductions de la plupart des ouvrages allemands, nous possédons dans notre langue d'excellents traités en tous genres et de bons manuels, en tête desquels est celui du docteur Jarrh. Avec un de ces manuels un chef de maison, une mère de famille peuvent déjà répandre autour d'eux de nombreux bienfaits, mais ils ne pourraient en faire l'application à tous les cas de maladies.....

Plusieurs établissements religieux, de charité ou d'instruction ont déjà su apprécier assez l'utilité de cette médecine, non-seulement pour l'introduire dans leurs maisons, mais encore pour porter ses générosités partout où les appellent leur ministère, leur zèle, leur dévouement.

Ne peuvent-ils pas accomplir un double bienfait envers l'humanité, ces ministres de la religion placés dans des campagnes dépourvues de médecin ou leur position et leur devoirs les mettent en face de la souffrance, souvent même de la mort que des soins éloigneraient, que des remèdes appliqués à temps pourraient congédier. Munis d'une petite pharmacie de poche, ils peuvent avoir en tout temps, sinon toujours les moyens de guérir, au moins ceux de soulager et de faire attendre de plus grands secours de la part d'un médecin.

Nous en dirons autant de ces institutrices

destinées à porter les bienfaits de l'instruction dans les campagnes, où leur positon les met souvent à même de secourir les malades.

Un volume ne suffirait pas à relater tous les faits remarquables à opposer aux récits mensongers débités contre l'homœopathie. A de vaines paroles, à de noires calomnies, nous pourrions opposer des faits puisés dans plusieurs provinces d'Europe, et même du Nouveau-Monde ; nous pourrions rapporter des statistiques fondées sur des documents authentiques puisés dans des hôpitaux. Bornons-nous à quelques citations :

L'Hôpital de Vienne en Autriche, fondé depuis 1852, ou l'on reçoit toutes sortes de malades, nous donne pour le chiffre des guérisons par la médecine homœopathique, des résultats très-avantageux, des tables synoptiques des cholériques traités aussi dans le même hôpital, prouvent la grande supériorité de l'homœopathie.

Sans chercher ailleurs, nous pouvons trouver dans notre patrie des documents capables de faire ressortir les grands avantages de notre méthode.

En 1846 les administrateurs de l'hôpital de Toissey, (Ain)., en tête desquels figurait M. le curé de cette ville, déclaraient dans un journal de Mâcon, que depuis que M. le docteur Gastier, traitait dans cet hôpital les malades d'après la méthode homœopatique, non-seulement le nombre des décès était moindre, relativement à celui des malades, mais que les maladies et les convalescences étaient moins longues, et qu'il y avait en outre une grande économie de médicaments. Cette déclaration en forme et signée était un démenti formel donné à un médecin très-honorable du reste, mais qui dans la chaleur d'une inconvenante polémique, avait inconsidérément écrit dans un journal que l'on avait interdit au médecin l'usage de l'homœopathie dans cet hôpital.

Une lettre de M. Matton, aumônier du Refuge de Marseille, publiée dans la Gazette de Provence en septembre 1849, rapporte que sur 270 cholériques, dont 70 atteints des symptômes les plus alarmants, qui furent réunis dans cette maison traduite en ambulance, et y furent traités homœopatiquement par M. le docteur chargé, il n'y eut que

15 décès, tandis que dans la ville la mortalité s'élevait bien au-delà de 50 pour cent.

Il résulte d'un tableau statistique et comparatif tout récent, des médications allopatique (ancienne médecine) et homœopathique à l'hôpital Sainte-Marguerite de Paris*, que la médication allopathique dirigée par MM. Valleix et Marotte a présenté comme moyenne des trois dernières années une mortalité de 115 pour mille alors que la médication homœopathique, dirigée par M. Tessier, n'a présenté en moyenne de ces trois années que 85 décès pour mille malades.

Au dédain, au mépris de quelques personnes pour les homœopathes, opposons l'honneur que vient de recevoir un de nos confrères, M. le docteur chargé de Marseille, qui, en récompense des services qu'il a rendus pendant l'épidémie du choléra de l'année 1849, a reçu du pape Pie IX, l'or-

---

* Cet hôpital contient 200 lits, dont 100 sont destinés aux malades traités par l'ancienne médecine, et 100 à ceux traités par la nouvelle.

dre de saint Grégoire le Grand (pour les bons
succès de ses soins donnés dans un établisse-
ment religieux) et de notre gouvernement,
la croix de la légion d'honneur.

Nous ne terminerons pas cette esquisse
historique sans signaler à l'attention du public les services que l'homœopathie peut rendre à l'agriculture par les guérisons merveilleuses qu'elle opère sur les animaux
aussi bien que sur les hommes. Parmi un
grand nombre de faits remarquables, nous
citerons le suivant qui, quoique déjà un peu
ancien, n'en n'est pas moins revêtu de tous
les caractères de l'authenticité.

M. Leblanc, vétérinaire en premier au 10e
régiment de cuirassiers, (reçu, depuis peu,
membre de l'académie des sciences dans la
section vétérinaire), après un certain nombre d'essais heureux, ayant reçu l'ordre du
général Cavaignac de faire des expériences
sur des chevaux atteints de la morve et du
farcin, 18 d'entre eux furent guéris, et le
nombre des guérisons obtenues sur les chevaux déclarés incurables, fut des deux cin-
quièmes. Le rapport dont ces expériences

furent l'objet, fut présenté au ministre de la guerre, et l'ordre fut donné pour que M. Leblanc continuât de traiter par la méthode homœopathique les chevaux morveux et farcineux du 10e régiment de cuirassiers.

Nous pourrions encore parler ici des précieuses ressources de cette médecine contre l'hydrophobie (la rage) tant comme moyen préservatif que curatif, — soit chez l'homme soit chez les animaux.

L'inoculation des miasmes du charbon et de la clavelée dont on vient de retirer de grands avantages comme préservatifs de ces redoutables maladies chez certains animaux domestiques, n'est-elle pas une opération dictée par les principes de l'homœopathie ou au moins de l'isapathie qui en est une branche ?

Avenir de l'Homœopathie.

Nous osons, sans trop de présomption, prédire un bel avenir à l'homœopathie, elle ne cessera de marcher dans la voie du progrès qu'elle a suivie jusqu'à ce jour, son élan se soutiendra autant que son immuable principe.

Le temps n'est peut-être pas éloginé où tous les gouvernements, mieux éclairés sur son importance, l'honoreront d'une protection spéciale, lui donneront accès dans tous les hôpitaux et les établissements de cha·rité.

De précieux résultats suivront cette innovation pour les malades, une durée de traitement beaucoup moins longue, une convalescence souvent nulle, ceux-ci n'ayant pas eu à subir l'épuisement, ni des saignées, ni des purgatifs, et une grande économie pour les médicaments.

Loi Homœopatique.

L'homœopatie se présente avec un cortège d'idées si opposées aux opinions reçues, que partout elle a soulevé la contradiction et l'incrédulité. Quelle force irrésistible ne doivent pas avoir les preuves qui militent en sa faveur pour qu'elles parviennent à remplacer ce doute si naturel, par une ferme conviction, et à faire adopter ses doctrines en apparence paradoxales.

Les maladies guérissent par les semblables.
Similia similibus curantur,

Telle est la devise de cette nouvelle doctrine qui attache tant d'importance à cette proposition, qu'elle en a tiré le nom sous lequel elle se désigne—Homœopathie, affection semblable.

Levez-vous, ennemis de ce principe, prouvez-nous qu'il est faux ? Direz-vous les maladies guérissent par les contraires, *contraria contraries curantur*, comme l'avait dit un médecin estimé de son temps, (Galien).

Cet axiome séduisant pour tout homme qui n'y réfléchit pas, est aussi faux qu'il est peu applicable, car quel est le contraire d'une fièvre, d'un rhumatisme, d'une migraine, d'un vomissement, etc. ? C'est vainement qu'on dirait en thérapeutique qu'un sommeil profond est le contraire d'une insomnie, qu'une diarrhée est le contraire d'une constipation, qu'une extrême chaleur est le contraire d'un extrême réfroidissement, que la brûlure est le contraire de la congellation, et réciproquement. Ces extrêmes opposés étant des états maladifs dangereux, ils ne peuvent être employés comme moyens curatifs, et les cas en sont du reste extrêmement restreints. Les guérisons qu'ils sembleraient avoir opérées sont souvent imparfaites et de courte durée.

Expliquons la loi des semblables si généralement répandue dans la nature. Nous n'affirmons pas qu'elle soit sa seule ressource, car elle est trop riche et trop généreuse pour ne pas posséder plusieurs moyens curatifs, mais c'est la voie de guérison qui lui plait le plus, celle qui lui coûte le moins d'efforts, comme aussi celle qui impose aux malades le moins de sacrifice de force et de douleur. C'est la boussole du vrai médecin, c'est le phare lumineux seul capable de montrer le port de la vérité à tant de génies égarés dans le vaste océan des hypothèses .

Hahnemann a dit d'un ton prophétique :

Similia similibus curantur:
Les maladies guérissent par les semblables.

En voici quelques exemples familiers :

Chacun de nous peut savoir qu'une brûlure qui n'a pas produit la désorganisation des tissus peut être guérie en moins d'une minute en la présentant à la chaleur du foyer. Il n'est pas un habitant du nord ignorant que les frictions avec la neige ne soient le premier moyen à opposer à la congellation des membres ou de la face si fréquente en ces régions. Dans les pays chauds on oppose les spiritueux aux pernicieux effets d'une chaleur excessive. Une verrée d'eau fraîche avalée précipitamment par celui dont le corps est en sueur, ne peut-elle pas occasionner une maladie mortelle. Hippocrate le père de la médecine avait dit : le vomissement guérit le vomissement. Il a dit aussi :

Quo naturà vergit eo ducendum est.
Où marche la nature il faut se diriger.

Les médecins de nos jours ne sont-ils pas souvent obligés de recourir à la saignée pour arrêter des hémorrhagies. On sait que certains purgatifs peuvent guérir certaines diarrhées ; que l'empirisme emploie souvent les caustiques contre les dartres, ulcères, chancres, etc. Au développement de la petite vérole on oppose l'inoculation du vaccin, virus de la petite vérole de la vache.

A celui qui croyant prendre l'homœopathie dans ses propres filets, lui demande-
rait quel est le semblable d'une fièvre, d'un
rhumatisme, d'une névralgie, d'une migraine, d'un vomissement, etc. Elle répondra
avec assurance : Le principe qui sert de base
à la doctrine médicale homœopathique peut
être formulé ainsi : si vous voulez obtenir
une guérison prompte, certaine et durable,
choisissez un médicament, qui, administré à
une personne bien portante, suscite chez
elle des symptômes analogues à ceux de la
maladie dont vous entreprenez le traitement.

C'est en essayant le quinquina tant sur
lui-même que sur d'autres personnes en
bonne santé qu'Hahnemann lui vit produire
entr'autres symptômes un état fort analogue
à celui de la fièvre intermittente qu'il est
apte à guérir. Il tira de là cette conclu-
sion, justifiée depuis par l'expérience, que
les médicaments n'ont le pouvoir de triom-
pher d'une maladie qu'autant qu'eux-mê-
mes sont aptes à provoquer des états morbides analogues chez des personnes en
bonne santé.

Après avoir expérimenté encore plusieurs substances dont l'usage avait révélé les principales vertus curatives, il ne tarda pas à formuler cette loi : *Les maladies guérissent par les semblables,* contre la puissance de laquelle vient se briser l'aiguillon de la critique, vérité qui devait bientôt éclairer le monde médical.

Pour ne citer que quelques médicaments, nous dirons :

L'aconit napel est une plante dont les redoutables effets lui ont valu le surnom de Tueloup, parcequ'à haute dose elle peut produire les accidents les plus terribles, des inflammations très-graves. Après avoir subi les sages délutions homœopathiques, elle devient l'antiphlogistique par excellence, promptement avantageux et plus certain que la saignée dans les fièvres inflammatoires, les accélérations du cours du sang, les pneumonies, les crachements de sang, les fièvres cérébrales, etc., par l'immensité des cas où elle est avantageuse. Elle a mérité l'honneur d'être en tête de tous les médicaments.

L'arsenic, ce poison si terrible devenu si souvent l'instrument du crime, est une substance qui, même à faible dose semble brûler les organes qui la reçoivent, tandis qu'elle produit un froid glacial à la peau qui prend bientôt une teinte bleuâtre. Sous son influence délétère la vie semble rapidement s'anéantir. L'asthme, l'amaigrissement excessif, l'atrophie de tout le corps, le tremblement et la paralysie des membres ne sont que trop souvent la principale récompense dévolue à ceux qui la tirent de ses mines.

La providence, dans la sagesse de ses compensations n'a pas voulu qu'il fût permis à l'homme de maudire la découverte de ce précieux métal qui, adouci dans ses effets destructeurs, par la manière ingénieuse dont l'homœopathie attenue ses doses, devient capable de produire les cures les plus vermeilleuses.

D'innombrables guérisons de fièvres rebelles, de douleurs atroces, d'athrophies, de paralysies, d'asthmes, d'angines de poitrine, de tremblements des membres, de dartres, d'ulcères invétérés, de squirrhes, de cancers, etc., que l'homœopathie a obtenues par son moyen, attestent suffisamment l'immensité de ses bienfaits dont le récit resterait trop incomplet si l'on passait sous silence les nombreuses guérisons que l'on en a obtenues dans le choléra asiatique, dans le cas ou la maladie offrait comme principaux symptômes une vive douleur dans l'estomac et le ventre, comme par des charbons ardents avec grande angoisse, désir d'eau froide, un grand degré de faiblesse ou d'agitation continuelle, avec anxiété extrême et crainte insurmontable de la mort; nausées continuelles, diarrhée et vomissements de matières aqueuses, bilieuses ou muqueuses, verdâtres ou noirâtres, se renouvelant aussitôt après avoir bu; joues creuses, nez pointu, yeux caves et ternes, pouls petit, faible, intermittent ou tremblant, frigidité de la peau et sueurs visqueuses. C'est dans de telles circonstances qu'il signala son pouvoir.

Belladone.

L'usage indiscret que l'on a souvent fait des baies de cette plante a révélé en elle des effets assez pernicieux. L'inflammation du cerveau avec douleur plus ou moins vive, rougeur de la face, vertiges, chancellements convulsions, propension à la fureur à mordre, à s'enfuir; l'inflammation des yeux avec différents troubles de la vision, dilatation des pupilles, regards fixes ou furieux et incertains; l'inflammation de la gorge avec sécheresse et difficulté d'avaler, l'inflammation érysipélateuse de la peau, souvent avec plaques rouges écarlates, etc. etc. ont montré combien cette substance avait d'action, aussi fournit-elle à l'homœopathie des moyens très-avantageux contre une foule de maladies, même les plus graves, telles que les fièvres cérébrales, le délire, l'épileptie, les inflammations des yeux, différents troubles de la vision, certains maux de gorge avec déglutition difficile, certains érysipèles, plusieurs maladies éruptives et entr'autres la fièvre scarlatine dont elle est un sûr préservatif. Elle offre aussi de précieuses ressources dans le traitement de la rage tant chez l'homme que chez les animaux.

Nous nous bornerons à ces courts détails

sur les effets caractéristiques de trois substances connues de bien du monde ; ils suf-
firont sans doute à donner une idée de la
loi des semblables, c'est-à-dire à montrer les
rapports qu'il y a entre les effets qu'à hautes
doses ils produisent chez l'homme en santé
et les principaux cas de maladies auxquels
ils sont applicables en homœopathie.

Pour les personnes qui, d'après ces citations seraient disposées à croire que l'homœopathie n'emploie que des poisons, nous
dirons qu'au contraire dans sa pharmacie
rien n'est poison. L'aconit, l'arsenic, la bel-
ladone, le mercure, la noix vomique, etc.,
ne sont pas plus redoutables que la camomille, le sureau, la violette, etc., et qu'elle
obtient de puissants effets de substances sim-
ples que l'on prend souvent en grande quantité comme remèdes domestiques, telles que
la camomille, la douce amère, le soufre, le
sureau, ou dont on se sert pour envelopper
les pilules, comme le lycopode, l'or et l'argent
en feuille, ou qui se trouvent faire partie de
nos aliments, comme le carbonate de chaux,
la silice, le sel de cuisine, nous ajouterons
aussi le charbon de bois. Toutes ces subs-

tances peuvent à l'état brut être avalées impunément, en certaine quantité. Mais quand elles ont subit les préparations homœopatiques, elles deviennent des médicaments héroïques pour la plupart.

Harmonies entre les maladies et les médicaments.

Tant pour donner une idée du génie, de savoir-faire et de la précision de l'homœopathie, que pour diriger dans les détails que doivent fournir ceux qui consultent par écrit un médecin homœopathe, nous disons :

Pour que l'homœopathicité, le rapport entre une substance médecinale et une maladie soit parfait, il faut non seulement que le médicament soit harmonique à la majeure partie des accidents morbides (symptômes), mais encore qu'il réponde aux circonstances de temps, de lieux, de repos, de mouvement en ce qui concerne ces accidents, et de plus qu'il s'harmonise aussi avec la constitution physique du sujet, son état moral et son caractère.

Certains médicaments conviennent parti-

culièrement au tempéramment lympathi-
que, d'autres au sanguin, d'autres au nerveux.

Les uns s'harmonisent avec une che-
velure blonde ; les autres avec la noire.

Tels s'harmonisent avec un teint rouge,
coloré, tels autres avec un teint jaune, pâle,
terreux.

Tels médicaments conviennent plutôt aux
hommes, tels autres conviennent plutôt aux
femmes.

Quelques-uns conviennent mieux à l'enfance, d'autres à l'âge mûr, d'autres encore
aux vieillards.

Relativement aux dispositions morales,
quelques médicaments, sympathisent avec
un caractère doux et tranquille, quelques
autres avec un caractère indécis, changeant,
versatile, passant facilement de la tristesse à
la gaîté et réciproquement.

D'autres conviennent aux personnes tristes
et mélancoliques ou pusillanimes ; d'autres aux personnes acariâtres, à principes
sévères.

Quelques symptômes de maladies se manifestent surtout à une époque déterminée du jour, comme le matin, ou à midi, où le soir, ou au milieu de la nuit, ou avant, ou après minuit.

M. le professeur Léon Simon, dans ses leçons de médecine homœopathiqne, a dit :

« La lésion de sensation, son caractère, son étendue, son type, jettent toujours de vives lumières sur la thérapeutique, (l'art de traiter les maladies,) et font toujours cesser les incertitudes des autres symptômes. C'est que la douleur est un grand fait pathologique, elle est ce qu'il y a de plus expressif, de plus vivant, et par conséquent de moins arrêté dans la forme, dont les nuances sont le plus variées. C'est donc elle qu'il faut placer en première ligne au point de vue thérapeutique. »

La douleur, ajouterons-nous, est comme une sentinelle attentive qui veille à la conservation de notre existence ; c'est elle qui doit pousser le cri d'alarme pour nous avertir d'une attaque, d'un péril. Plaignons ce-

lui qu'elle tient toujours en éveil, mais plus
à plaindre encore est celui qui n'est plus
accessible à son aiguillon, car l'ennemi de la
vie le tient déjà en captivité.

Le médecin homœopathe doit toujours la
plus grande attention aux diverses manifes-
tations de la souffrance, parce qu'il sait qu'il
y a des douleurs sourdes, obtuses, contu-
sives, pressives, tiraillantes, lancinantes, pin-
çantes, pougitives, térébrantes, tressaillantes,
rongeantes, brûlantes, corrosives, dulcéra-
tion, de suppuration, d'écartellement, de fou-
lure, de martellement, de râclement, de fouil-
lure, de brisure, etc., etc., auxquelles il devra d'après ses principes, opposer des médicaments pouvant produire chez l'homme
en santé les mêmes expressions douloureuses.

Des douleurs peuvent être aggravées ou
améliorées par le mouvement ou le repos,
ou la situation assise, ou couchée, ou par
le grand air, ou par l'air de la chambre, ou
par la chaleur, ou par le froid.

Ces effets peuvent être plus ou moins sen-
sibles, plus ou moins importants.

De même les effets de la plupart des mé-

2

dicaments se prononcent plus particulièrement à des époques déterminées du jour ou
de la nuit, sont aggravés ou améliorés par
le toucher, ou par le mouvement, ou par
le repos, etc.

Comme il y a des indications soit morales, soit physiques, il y a aussi des contre-
indications.

Hahnemann nous cite un médicament produisant rarement et même jamais une guérison durable, quand le caractère est égal et
paisible ;

Un autre quand il est doux et phlegma-
tique ;

Un autre quand il est gai, serein ou opi-
niâtre ;

Un autre quand il est invariable et peu
sujet à se ressentir du chagrin ou de la
frayeur ;

Un autre ne convenant pas aux personnes
qui supportent la douleur avec patience et
résignation.

Harmonie morale.—Homœopa-
thie morale.

Dans l'état social ne voyons-nous pas l'ho-

mœopathie morale exercer aussi ses bienfaits, ses moyens curatifs au sein de la société la plus civilisée. Un accident grave ar-
rive-t-il dans une famille, vient-elle à perdre un de ses membres, que font alors les
parents et les amis pour apporter quelque
consolation ? Suivent-ils la loi des contraires,
en venant apporter au deuil, à la tristesse et
aux pleurs, des rires, des chants et des cris
de joie ? Bien loin de là, d'abord ils affli-
gent davantage, ils aggravent momentanément le chagrin en rappelant l'importance
du malheur essuyé, ils compatissent, ils
pleurent même ; ils unissent leur douleur à
celle des personnes qu'ils veulent soulager.
Mais comme il est dans la nature de tous
les êtres qui jouissent de quelque sensibilité de fuir la douleur, ces âmes affligées ne
pouvant supporter un redoublement de souffrance, réagissent bientôt et sont entraînées
insensiblement vers des idées moins tristes
et moins pénibles.

N'est-ce pas là de l'homœopathie morale,
n'est-ce pas le meilleur moyen de répandre
le baume de la consolation dans une âme
affligée, de guérir la plaie du cœur ?

Nous pourrions citer un très-grand nombre de ces exemples d'homœopathie pris
dans les différents phénomènes de la nature
ou tout est harmonie, ou tout est action et
réaction.

Repos de la nuit. — Sommeil et rêves.

Comme la santé consiste dans le libre exercice des fonctions de nos organes, au moins
les plus importants à la vie, et dans l'équili-
bre des systèmes lymphatique et sanguin,
musculaire et nerveux, c'est pendant le repos et le sommeil, réparateurs de nos forces,
régulateurs de nos fonctions, que, dans l'é-
tat normal, on jouit du plus grand calme;
mais dans les maladies, il en est tout autrement, car c'est pendant la nuit que l'on
entend plus fréquemment les gémissements
du patient, la voix lamentable de la douleur
qui semble réclamer du secours.

Pendant le jour, la susceptibilité nerveuse
est en quelque sorte absorbée par les besoins de chaque partie du corps, mais la
nuit, quand tout sommeille et repose, si un
organe en souffrance est occupé au pénible

travail de sa guérison, il peut mettre plus facilement en émoi tout le système nerveux et lui imprimer le caractère de sa douleur. De là les mauvaises nuits chez les personnes dont les nerfs sont surexcités soit par des affections physiques, soit encore par des affections morales, telles que le chagrin, l'inquiétude, la haine, la jalousie, l'amour, ou l'envie, etc.

C'est aussi pendant le sommeil que semblent s'effectuer plus librement quelques jeux plus ou moins bizarres d'une imagination qui folâtre dans la vaste région des pensées et des illusions. Les rêves qui le parcourent, le dominent, l'enchantent ou l'oppriment, peuvent encore nous éclairer dans les sentiers souvent difficiles que nous avons a parcourir, dans les indications thérapeutiques que nous cherchons.

Doses homœopathiques.

C'est sous l'égide de la loi qui nous régit, c'est dans l'admiration et non dans la dénégation d'une des grandes merveilles de la nature que nous proclamons d'une voix unanime la salutaire puissance d'action des petites doses homœopathiques, au moins dans la très-grande majorité des cas. Rien cependant n'a fait plus d'incrédules, soulevé plus de contestations, excité plus de railleries, plus de sarcasmes contre l'homœopathie, que l'exiguité des doses qui généralement lui suffisent. Habitué de tout temps à voir les médicaments sous des doses énormes, sous des formes variées, soit en décoction, teinture, poudre, électuaire ou pilules, etc., on ne peut se familiariser avec l'idée qu'un corps sous un très-petit volume (le plus souvent comme la tête d'une petite épingle), puisse conserver de l'efficacité dans un cas de maladie. On s'imagine aussi que la vertu curative d'une substance doit déjà s'annoncer par une saveur ou une odeur bien prononcée.

Parmi les adversaires de l'homœopathie, les uns l'accusent de nullité, les autres de n'employer que des poisons. Ceux-ci ne pouvant contester la réalité de ses cures ne les attribuent qu'au régime qu'elle prescrit, ceux-là à l'imagination. Le peu d'ensemble qui règne dans leurs raisonnements nous donne bientôt une idée de leur peu de valeur.

La pratique démontre que dans les maladies aigues nous changeons rarement le régime que l'instinct du malade veut bien lui prescrire, à moins que des goûts bizarres et dénaturés ne semblent prévaloir et réclamer ce qui serait contraire à notre médication. Si dans les maladies chroniques il nous arrive de le modifier, c'est toujours au bénéfice des forces du malade, c'est pour favoriser la réaction curative.

Quant au rôle attribué à l'imagination, rien n'est plus faux, rien n'est moins vraisemblable, puisque nous opérons souvent sur des enfants hors d'état de réfléchir, ou sur des personnes qui ont perdu connaissance. Nous devons même dire que quand dans nos traitements l'imagination des malades est en jeu, c'est plutôt en notre défaveur, car, en général, trop disposés à penser que leur maladie doit être attaquée par de forts remèdes, et de grandes doses, c'est le plus souvent avec une certaine défiance qu'ils acceptent la douceur de nos moyens curatifs.

Nous ne rappellerons pas ici toutes les absurdités que l'on a si souvent répétées sur

les doses homœopathiques, une question
ou la santé et la vie des hommes sont en
jeu est trop grave pour se prêter à la plai-
santerie. Autorisés à prendre au sérieux
des attaques dont le résultat serait de nous
faire passer pour des hommes de mauvaise
foi, nous pourrions dire aux ennemis de
l'homœopathie : rangez-vous donc sous le
même drapeau, envisagez votre position,
calculez vos forces et vos ressources, cher-
chez notre côté faible pour l'attaquer de
front; battez en brèche si vous l'osez, dé-
molissez notre système. C'est alors que nous
montrerons nous-mêmes la validité de nos
moyens, et du choc de nos opinions devra
jaillir l'étincelle de la vérité.

Ce n'est qu'après ce combat plein d'ordre
et de loyauté que devra sonner la trompette
de la victoire pour annoncer de quel côté
sont les vainqueurs; en agir autrement serait bien peu loyal.

Quant à ces agresseurs d'un ordre infé-
rieur, ces belliqueux champions affectant de
montrer plus de voracité que d'intelligence,
et dont tout le mérite consiste à nous me-
nacer d'avaler impunément tous nos glo-

bules, sans déroger à la gravité de notre ministère, nous pouvons les décorer du titre bien mérité de ridicules *croquemitaines*.

Vous qui ne dirigez vos attaques que contre les doses homœopathiques, vous vous y prenez mal, car notre médecine n'est pas dans les doses, elle est dans le principe, guérir par les semblables. Sapez-la donc dans ses fondements, si vous le pouvez. elle se sert généralement de très-petites doses, parce que le plus souvent elles lui suffisent, mais loin d'être asservie sous leur loi, elle s'est réservée la latitude d'employer aussi quelquefois des gouttes entières.

Aux incrédules de bonne foi qui désirent se convaincre de l'efficacité de nos médicaments sous les doses les plus faibles, nous proposons de faire prendre, non pas tous nos globules à la fois (ce qui n'est plus la même chose), mais vingt, par exemple, en vingt jours, en se conformant toutefois à un régime qui ne neutralise pas leurs effets. Nous trouverons dans cette seule épreuve le moyen de leur montrer l'action de nos remèdes à petites doses. Si notre attente pouvait être trompée, ce ne serait que dans les cas d'une forte organisation avec une santé parfaite, mais cette dernière circonstance est si rare, que nous avons pour nous une chance de plus des neuf dixièmes.

Vous que scandalisent nos petites doses désignez-nous le volume et le poids de ces grands agents destructeurs qui produisent le choléra asiatique, les typhus, la scarlatine, la petite vérole, la rougeole, etc. Comme vous ne pouvez satisfaire à notre demande, vous n'avez pas le droit de vous offenser en nous voyant opposer atômes à atômes dans le combat tout mystérieux que nous provoquons pour conquérir la santé avec des armes de bon aloi.

Vous qui niez l'efficacité des très-petites doses, nierez-vous la puissance mortifère de la flèche empoisonnée depuis nombre d'années. Ne sauriez-vous pas que le miasme de la peste du levant peut traverser les mers avec des effets exposés à son contact, même dans une simple lettre ? Tous les gouvernements européens vous l'apprendront.

Ignorez-vous que la variole (petite vérole), maladie affreuse qui se décèle par des milliers de pustules purulentes sur -tout le corps, peut-être évitée pendant toute la vie, par une seule pustule de nature analogue à la sienne, que peut faire naître une quantité infiniment petite de vaccin introduit sous l'épiderme, même avec la pointe de l'aiguille la plus fine (1).

Le venin de la vipère de nos pays, celui beaucoup plus actif encore de certains serpents d'Amérique, ne produit-il pas sous des quantités extrêmement petites, les effets les plus promps et les plus terribles. Ne suffit-il pas à quelques personnes de toucher du bout du doigt de la thérébentine ou de la poix blanche pour éprouver aussitôt une enflure générale.

L'acide hydrocianique (prussique), le composé le plus fugace, le moins stable, le moins fixe de la chimie, le plus volatil , le plus facile à être décomposé par la chaleur et la lumière, tue avec la plus grande rapidité. Une seule goutte placée sur la langue d'un chien le fait périr à l'instant, comme

(1) C'est là un exemple frappant de la vertu admirable des *spécifiques*, il pourrait, lui seul, combattre toutes les objections adressées contre les petites doses.

frappé par la foudre, sans laisser dans l'organisation la moindre trace visible.

Permettriez-vous volontiers qu'avec la pointe de l'aiguille la plus fine, on vous inoculat un de ces virus redoutables, comme celui de la rage ou autre ? Non, sans doute, car une telle imprudence s'appellerait folie.

Si vous n'admettez aucune vertu bienfaisante dans les petites doses, vous vous croirez donc en droit d'adresser des reproches au créateur de toutes choses pour avoir dérogé aux lois de son admirable harmonie en cachant les principes destructeurs de la vie sous des formes plus subtiles, plus insaisissables que les principes conservateurs.

Vous tous qui ne pouvez croire combien la nature peut révéler de merveilles dans un très-petit corps, armez votre œil d'un mycroscope, fixez-le sur une goutte d'eau qui contienne quelques détritus végégaux, vous y verrez des millions d'habitants d'espèces bien distinctes, s'agitant en tous sens dans ce faible véhicule, dans cette mer en miniature. C'est alors que vous pourrez dire avec nous que cette seule goutte d'eau contient tout un océan de vie ! qu'elle seule suffirait à confondre votre imagination !

Voulez-vous un exemple de la divisibilité à l'infini des mollécules de la matière, sachez qu'une très-faible quantité de muse (un grain par exemple), peut pendant bien des années imprégner de son odeur très-pétrante d'immenses appartements, sans perdre sensiblement de son poids, ni de son volume. Il pourrait donc impressionner aussi plusieurs millions d'individus ; de ce nombre, plusieurs milliers peut-être en éprouveraient de notables indispositions, telles que défaillances, spasmes, maux de tête, maux de cœur, vertiges, etc. (1)

La chimie nous offre encore d'utiles et curieux exemples de divisibilité des mollé-

---

(1) Si nous ne parlions qu'à des médecins, nous invoquerions en faveur de nos petites doses les curieuses expériences de Spallanzani sur la fécondation, ainsi que celles d'Arnold sur le même sujet et sur la vaccination, mais la nature de cette notice nous oblige à les passer sous silence.

cules des corps inorganiques, elle change souvent par la plus petite gouttelette d'un réactif, la couleur d'une très-grande quantité d'un liquide.

Pesez, si vous le pouvez, matérialistes, ou appréciez à l'aide du mycroscope la quantité de teinture qu'à prise un tissu pour se revêtir des plus riches couleurs.

Si des phénomènes si inexplicables se passent chaque jour dans des corps qui nous semblent inertes, que doit-il donc se passer dans l'organisation si vivante, si laborieuse et si compliquée de l'homme; chez celui qu'une seule impression spirituelle peut terrasser, chez lequel un seul mot dit à l'oreille peut porter le plus grand trouble.

Voulez-vous des effets produits par des agens plus subtils encore? Soumettez, si vous le pouvez, au plateau de la balance la pesanteur des sons qui, dégagés du violon, font mouvoir, voltiger, pirouetter une nuit entière à l'abri du sommeil et de la fatigue la jeune personne à qui la mollesse de ses muscles, la délicatesse de ses organes ne permettent pas ordinairement la moindre course à pied, la moindre veille prolongée.

La marche au son du tambour n'est-elle pas un puissant moyen de diminuer les fatigues du fantassin ?

L'à-propos d'un pas de charge ne nous a-t-il pas valu plusieurs victoires ?

Le ton guerrier de la musique militaire n'a-t-il pas le pouvoir de doubler le courage du soldat dont l'état d'ivresse lui montre plutôt la victoire que les dangers qui l'environnent ?

Qui pourrait méconnaître les terribles résultats d'une surprise, d'une frayeur, d'un mot, d'un simple geste. N'a-t-on pas vu trop souvent l'épilepsie, la folie, les maladies les plus graves être le résultat d'une de ces causes immatérielles, impondérables ?

Que l'on dise, par exemple, mystérieusement et à voix basse à l'oreille d'une personne, tel accident vient de vous arriver, comme votre maison brûle, un de vos proches vient de mourir subitement, etc. Cette voix basse, ces paroles mystérieuses ne portent-elles pas un trouble cent fois plus grand que n'aurait pu le faire une voix grave, résonnante et emphatique ?

Ne témoignent-elles pas en notre faveur ces merveilleuses guérisons dues au magnétisme animal, dont les siècles passés nous donnent déjà de nombreux exemples, mais qui se reproduisent de nos jours si fréquemment et si évidemment, qu'il faudrait un scepticisme outré pour ne pas les reconnaître.

Sous l'influence d'une main bienveillante, des douleurs sont appaisées, des plaies cicatrisées, des entorses jusque là rebelles aux traitements sont guéries, des engorgements se résolvent, d'anciennes tumeurs disparaissent, etc., etc.

Nous dirons avec le célèbre docteur Jarrh, ce n'est point avec des décillionièmes de matière que l'homœopathie guérit, c'est avec une force impondérable qu'elle a su mettre en liberté. La vertu active des médicaments est immatérielle, elle se déploie d'autant plus qu'on la dégage de la matière par un mode de préparation spécial. Comme dans le magnétisme minéral, elle se développe par un frottement méthodique. Un aimant peut aimanter des milliers de barres

d'acier, et la millième de ces barres peut
encore en aimanter d'autres en quantités innombrables, et chacun de ces barreaux a
la même vertu; où est la matière dans ce
cas ?

Que ne pourrions-nous pas dire de l'élec-
tricité, de ce fluide impondérable qui joue
dans la nature un si grand rôle, qui modifie
si puissamment la vie de tous les êtres ,
tant animaux que végétaux, dont la vitesse
est tellement incalculable qu'il pourrait
faire le tour du globe en un clin-d'œil,
frapper presque simultanément tous les
êtres qui seraient à son passage.
Ce fluide si merveilleux, et en même
temps si terrible, l'homme peut ici bas avec
un plateau de verre ou un gâteau de résine,
le dégager, l'isoler de son réservoir qui est
la terre, de manière à montrer déjà, en petit,
son étonnante puissance ; mais c'est dans le
grand laboratoire de la nature que nous
voyons les plus grands effets de ce majes-
tueux tonnerre qui révèle si bien la puissance du Créateur, qui foudroie quelquefois
les hommes et les animaux, qui incendie

nos maisons, qui fait baisser le front du superbe et trembler le coupable.

Ce que nous appelons l'éclair n'est que la lumière produite pendant la combinaison des deux fluides.

N'aurait-on pas accusé de folie celui qui, au commencement de ce siècle, aurait affirmé qu'avant 50 ans la volonté de l'homme, exprimée par un courant galvanique (dans les télégraphes électriques), guidé par un fil métallique, se transmettrait avec la rapidité de l'éclair, pourrait traverser les mers, ne connaissant ni le temps, ni l'espace, ne trouvant d'obstacle qu'à la fin du fil destiné à la conduire.

La lumière qui offre à l'homme de si grands bienfaits n'est-elle pas pour lui une source de méditations? Pouvons-nous concevoir, par exemple, que ses rayons représentant à la fois une immense étendue de l'horizon, puissent passer par la prunelle de notre œil pour aller retracer en miniature, au fond de cet organe de la vision, le tableau le plus étendu et en même temps le plus certain qu'il soit possible d'avoir?

C'est alors que nous pouvons dire : quelle magnificence en miniature!!!

A ceux qui, voudraient réclamer à leurs yeux ce que leur intelligence leur refuse, qui ne peuvent concevoir une grande vertu dans un atôme de médicament, nous demanderons comment ils distinguent l'élément d'un grand arbre dans un petit germe, celui d'une belle fleur dans une graine presque invisible? Quel rapport ils trouveront entre une graine de pavots, par exemple, et les fleurs charmantes qu'elle pourra produire?

Qu'ils nous expliquent comment ils conçoivent tant de phénomènes qui se passent à chaque instant sous leurs yeux?

Sont-ils donc plus étonnés de la puissance que nous attribuons à nos médicaments que de savoir que chaque jour, pendant la rotation du globe terrestre, ils parcourent un espace immense, sans en éprouver un mouvement notable sur le sol qui les porte.

Censeurs de nos petites doses qui nous demandez pourquoi elles impressionnent plus que les grandes le système nerveux, l'organe de la vitalité, quand même vous nous expliqueriez pourquoi la barbe d'une plume, passée très-légèrement à l'ouverture

de vos narines, est mille fois plus importune
qui si c'était le bout du doigt, par exemple;
quand même vous nous démontreriez encore comment un scélérat parvint à faire
mourir dans d'horribles convulsions successivement deux de ses femmes, en leur
chatouillant simplement la plante des pieds,
pour toute réponse, nous vous dirons que
nous ne savons pas le pourquoi de toutes
choses.

Pourquoi l'homœopatie emploie-t-elle de
si petites doses ? Pour deux raisons :

D'abord parce que donnant des médicaments dont l'effet doit agir dans le sens de
la maladie, elle aggraverait très-souvent
celle-ci si ses doses étaient fortes. C'est
ainsi qu'un peu de chaleur ajoutée à un
corps qui en a déjà trop, rend bientôt celle-
ci insupportable; il en est de même à l'é-
gard du froid. Empruntant des comparai-
sons à la physique, nous dirons si un corps
en mouvement reçoit une impulsion dans
le sens de ce mouvement, l'effet en sera
beaucoup plus prononcé que s'il était en
repos, ou que s'il agissait en sens contraire.
L'effort du voiturier pour sortir sa voiture

de l'ornière, aura beaucoup plus d'effet s'il agit dans le même sens que les chevaux, que s'il agissait dans le sens opposé.

Pour rester dans le langage médical, nous dirons avec M. le docteur Jarrh : Si l'homœopathie administrait ses médicaments d'après les mêmes principes que l'autre médecine, si elle donnait l'émétique ou l'ipécacuanha pour faire vomir, la rhubarbe ou le séné pour purger, l'opium pour produire l'insensibilité, rien ne serait plus insensé que ses petites doses ; mais suivant ses principes de guérir par les semblables, elle se propose d'obtenir la guérison par la réaction de l'organisme, parce que l'expérience lui a appris que l'organisme vivant possède la faculté de réagir en sens opposé contre toute impression reçue par un agent extérieur. La plus faible dose peut donc généralement atteindre son but de provoquer cette salutaire réaction. Des personnes de bonne foi pensent que si l'on obtient beaucoup avec peu de médicament, on devrait obtenir mieux encore avec de plus fortes doses. Mais ce qui pourrait être juste d'après les principes

de l'ancienne médecine, est tout à fait faux
ici, où de fortes doses, au lieu de favoriser
la réaction vitale, l'étoufferaient sous l'action
primitive du médicament. Empruntant encore une comparaison, nous leur demande-
derons si le charretier n'obtiendra pas plus de
son cheval en l'animant (développant sa
réaction) par quelques coups d'un fouet
bien délié, qu'en le frappant violemment à
coups de bâton ? Ne succomberait-il pas
sous l'action primitive ?

Pourquoi, demandera-t-on, l'autre médecine se trouve-t-elle si bien de ses fortes
doses.

La réponse est facile et se déduit naturel-
lement des principees qu'elle a adoptés
d'agir par l'action primitive des médicaments, soit en opérant sur une partie saine
pour détourner la maladie de l'organe affecté, soit en produisant dans la partie af-
fectée des effets contraires à ceux de la maladie.

Une seconde considération assez importante relativement aux petites doses, c'est
que les organes malades où porte l'action
des médicaments ont une sensibilité beau-

coup plus exquise que ceux à l'état sain. L'œil, par exemple, sur qui dans l'état de santé la lumière ne produit pas de sensation désagréable, en est très-péniblement affecté si ses parties nerveuses sont enflammées. L'estomac d'un homme qui, en bonne santé, supportera facilement une et même plusieurs bouteilles de vin pur, s'il vient à être atteint d'une inflammation aigue, ne pourra pas en supporter une seule cuillerée.

Plus la susceptibilité nerveuse est développée, et la réceptivité grande, plus les médicaments homœopatiques agissent avec énergie et promptitude, plus, par conséquent, les doses doivent être faibles.

Si, dans quelques exceptions, les doses atomiques, impondérables, ne nous suffisant pas pour agir sur un organisme trop affaibli, ou sous le poids de l'engourdissement et de la stupeur qui s'opposent à la réaction curative, nous sommes obligés d'en venir à de plus matérielles et plus lourdes, telles qu'une goutte entière, un grain de substance, nous semblons faire une excursion dans le domaine de l'ancienne médecine, et reconnaître l'utilité de quelques-unes de ses plus petites doses.

De même, celle-ci a senti la nécessité de s'éloigner de la matière, quand elle agit directement (homœopathiquement) sur des organes impressionnables ou déjà surexcités.

Ces deux méthodes semblent donc, sous ce rapport, se rapprocher ici en conformant leurs doses l'une à la stupeur, l'autre à la surexcitation.

A ceux qui se flatteraient d'avoir pris plusieurs de nos globules sans rien en ressentir, nous dirions avec Hahnemann : le fait est possible, il prouve seulement que vous jouissez d'une bonne santé, ou que vous êtes atteints d'une affection entre laquelle et le remède il n'y a pas homœopaticité. Mais l'effet ne manquera pas d'avoir lieu dans tous les cas où cette dernière circonstance se rencontre. Toutes les cordes d'une octave, celle du *la* exceptée, restent en repos lorsqu'un instrument voisin ne fait entendre que le son du *la*; elles pourraient donc s'écrier comme vous, que le violon ne les affectant pas, tout ce que l'on dit de la sympathie des cordes vibrantes est faux, mais ce qu'éprouve la corde du *la* les réfuterait sur le-champ.

La couleur, constamment blanche de nos globules, leur forme sphéroïde, leur volume toujours-très-petit, font généralement croire qu'ils ne sont tous composés que d'une seule et même substance, d'où naîtrait notre pauvreté thérapeuthique, notre impossibilité de diriger avec succès un seul traitement homœopathique un peu compliqué.

Que l'on se rassure, car il n'en est point ainsi, un globule est un petit corps spongieux, inerte par lui-même, il est vrai, mais capable d'être efficacement imprégné de la vertu médecinale qu'on lui destine. La pharmacie homœopathique est riche en moyens curatifs, puisqu'elle possède déjà plus de trois cents médicaments différents, et qu'elle fait tous les jours de nouvelles conquêtes par les travaux assidus d'un certain nombre de zélés prosélytes qui consacrent une partie de leur vie dans l'expérimentation successive des différents produits de la nature, ayant toujours pour guide la loi des semblables.

N'y a-t-il pas une véritable ingratitude de la part de ceux qui rejettent cette médecine, parce qu'elle leur offre des médicaments qui, par leur peu de saveur et de volume, sont incapables de répugner au palais le plus fin, de fatiguer l'estomac le plus susceptible, et qui peuvent être tolérés par les délicats organes de la plus tendre enfance, tout en conservant leurs vertus curatives?

Quelle critique ne pourrions nous pas faire de ceux qui, comparant le corps humain à un cloaque rempli d'immondices que l'on doit déblayer de temps en temps, ne voient de bons moyens que dans ceux qui purgent et évacuent violemment, et n'estiment que les emplâtres qui font couler d'abondandes sérosités; ou de ceux qui, croyant trouver la cause de toutes les maladies dans une surabondance ou une mauvaise direction du sang, ne voient de moyens de salut que dans les saignées générales ou locales.

Cherchant le perfectionnement de notre

méthode, nous recevrons avec reconnaissance toute censure raisonnée qui pourra
nous faire approcher de notre but; mais
nous répudierons, par un silencieux dédain,
toutes ces critiques insensées sorties du
foyer de l'ignorance ou des mauvaises passions.

Contre ceux qui, oublieux des imperfec-
tions humaines, nous reprocheraient des in-
succès dans une médecine où nous faillì-
rons plus souvent qu'elle même, nous nous
prévaudrons de cette sublime maxime évan-
gélique :

« *Que celui qui est sans faute jette la
première pierre.* »

DEUXIÈME PARTIE.

Bienfaits de l'homœopathie.

Sans courir le risque de recevoir jamais aucun démenti, nous pouvons affirmer que la somme de ses bienfaits est immense. Où trouver en effet une médecine qui remplisse mieux qu'elle les trois préceptes donnés par Dionis de guérir les malades, *tuto, cito* et *jucunde.*— Sûrement, promptement et agréablement.

La certitude de ces guérisons semble une conséquence assurée tant de la bonne préparation de ses médicaments que de leur application simple et éclairée. Qui peut promettre une guérison plus sûre et plus certaine, mieux que la médecine qui consulte les symptômes caractéristiques pour s'adresser aux organes malades, qui va droit au but, qui porte ses moyens jusque dans les profondeurs de l'organisme, qui possède enfin le précieux don de rétablir paisiblement l'harmonie de toutes les fonctions?

Promptement. — Rien n'égale la célérité d'action des médicaments homœopatiques *dans les maladies aigues,* puisque souvent il suffit de quelques minutes pour voir opérer dans l'état du malade un précieux changement, pour obtenir un calme, un mieux notable, même une guérison assurée ; sans saignée, sans évacuation, par la spécifité de nos moyens appliqués au début, le mal peut être enlevé sans laisser à sa suite de convalescence notable, le malade n'ayant pas été affaibli.

Agréablement. — Ce précepte semblait une dérision sous le règne barbare de la polypharmacie, quand on ne combattait les maladies que par d'affreux moyens, quand le corps humain, semblable à un alambic, devenait le receptacle de mille drogues dégoutantes, d'un mélange incohérent qui devait donner lieu aux résultats les plus bizarres.

Depuis 25 à 50 ans seulement, les précieuses découvertes de nos chimistes sur les alcalis végétaux les ont mis à même d'offrir

sous un petit volume les principes médica-
menteux d'un assez grand nombre de substances, mais dans la plupart se révèlent encore les saveurs amères, nauséeuses, etc.
Avec nos médicaments d'un très-petit volume, nulle amertume, nul dégoût. Délayés
dans un peu d'eau, ils semblent déjà par
leur fraîcheur, annoncer au palais brûlant
du malade les qualités bienfaisantes dont ils
sont doués.

La médecine qui possède le moyen de
trouver les spécifiques des maladies, qui attaque le mal à sa source, qui n'est pas
obligée d'affaiblir les malades par des saignées ou des purgatifs, qui évite de donner de violentes secousses à l'organisme,
qui n'a pas besoin de créer des maladies
pour en détruire d'autres par révulsion, qui
a en horreur les tortures que l'on impose
trop souvent à l'espèce humaine par le fer
ou par le feu. Cette médecine qui bannit
tous ces dégoutants breuvages, ces indiges-
tes préparations, ces amères pilules, n'est-
elle pas celle qui mérite toute notre attention et notre préférence ?

De ses bienfaits au quatre principales époques de la vie : Enfance et Jeunesse, Virilité et Vieillesse.

1° ENFANCE.

Tendres enfants, faibles tiges de l'espèce humaine, à votre entrée dans ce monde, vous êtes encore longtemps par les besoins de votre frêle existence attachés au sein de celle qui vous a donné le jour. Par vous la nature commence sa grande leçon où elle apprend à l'homme qu'il ne peut exister sans un être plus puissant que lui.

Dans les entrailles qui vous ont donné l'être, dans le sein qui vous nourrit, trop souvent aussi vous puisez un miasme destructeur, le germe de l'hydre aux cent têtes, la cause de maladies qui peuvent un jour vous assaillir sous mille formes différentes. Les coliques de vos premiers mois, les convulsions, les éruptions, les gourmes, les humeurs dites laiteuses de vos premières années, les accidents quelques fois graves de votre dentition, nous pourrions même ajou-

ter ces vers que renferment souvent vos
entrailles, et qui vous rongent s'ils man-
quent de nourriture, ne sont-ils pas le premier apanage d'un triste et malheureux héritage.

De même qu'une faible flamme qui pourrait devenir la source du plus vaste incendie peut être anéantie par le plus léger souf-
fle, de même encore que le plus petit ruis-
seau que peut facilement tarir la chaleur
d'un long jour, que pourrait aussi arrêter
la faible main d'un enfant, peut devenir
après un long cours et grossi de ses affluents,
un torrent insurmontable et dévastateur, de
même aussi les causes de si nombreux pé-
rils, de si grands ravages pourraient être facilement anéanties pendant leur état d'incubation, avant leur entier développement.

Pour vous, chers enfants, l'homœopathie
ouvre ses trésors pour vous montrer l'a-
bondance de ses richesses. Par la ténuité
de ses doses elle est l'emblême de votre enfance, par sa douceur celle de votre inno-
cence; comme vous sous un petit-volume,
elle recèle des prodiges, des merveilles. Un
globule, produit d'un atôme, sympathise

bien avec la faiblesse de vos organes dont il ménage les délicats tissus. Votre palais n'aura plus à supporter les répugnances d'une amertume excessive; il peut recevoir avec indifférence, souvent même appéter comme un nectar délicieux le précieux baume qui doit circuler dans tous vos organes dont il fera bientôt cesser toute espèce de trouble. Désormais, les cris de douleurs ne vous seront plus arrachés par les tortures atroces nées d'une main bienveillante, mais mal inspirée.

Les garoux, les cautères, les sétons, les vésicatoires seront désormais bannis de vos traitements.

Nulle médecine ne possède comme l'homœopathie des moyens aussi doux et en même temps aussi efficaces contre toutes les maladies de l'enfance, soit héréditaires, soit acquises. — Les convulsions, la coqueluche, le croup, ne lui résistent guère. Elle a des préservatifs admirables contre la rougeole, la scarlatine, la milliaire, etc. Elle combat victorieusement ces maladies quand elles sont développées.

La médecine *prophylactique* (préservatrice) a fait un grand pas; elle a d'abord, dans la découyerte de Jenner rendu un immense service à l'humanité en la préservant par la vaccine (procédé homœopathique) d'un fléau qui non-seulement affligait la beauté, mais défigurait l'espèce humaine, quand par une sorte de privilège, il laissait à ses victimes la vie et le libre exercice de leurs membres et de leurs organes.

Aujourd'hui, cette méthode, avec l'instruction et les moyens de l'homœopathie, aidée quelquefois de la gymnastique, est appelée non-seulement à conjurer un grand nombre de maladies, mais à régénérer l'espèce humaine, à lui rendre la force et la santé de ses ancêtres.

Par l'emploi bien dirigé de ses secours salutaires, on peut tarir la source de ces maladies héréditaires dans bien des familles dont elles enlèvent quelques fois tous les membres, soit dès le bas-âge, l'adolescence ou l'âge mûr, ou qui leur impriment un caractère indélébile susceptible de se transmettre de génération en génération.

Nous possédons sur ce sujet un travail digne d'attention : La prophylaxie d'un de nos confrères, M. Gastier de Toissey, compte déjà un grand nombre de succès, nous dit cet auteur.

L'enfant, pourrait même être confié à la douceur de cette méthode dans le sein de sa mère qui deviendrait déjà l'obligeante intermédiaire de nos moyens incomparables, dont elle-même serait avantageusement récompensée en sa double qualité de mère et de bienfaitrice.

2° ADOLESCENCE. — JEUNESSE.

Age d'or, adolescence, printemps de la vie, âge des mouvements, des sensations, des sentiments et des affections.

Saison orageuse, saison des erreurs et des déréglements, saison des victimes.

A cet âge le jeune homme a quelque ressemblance avec un jeune arbre prêt à donner ses premières fleurs, pour la fructification desquelles nous voyons la nécessité d'une terre féconde, d'une culture soignée, d'un air pur, de jours chauds, mais calmes et sereins.

L'organisation humaine mille fois plus compliquée, plus délicate et plus fragile que celle du végétal, peut être troublée par un grand nombre de causes, les unes physiques, soit héréditaires, soit acquises, les autres morales.

Si pour le végétal la fraîcheur de la nuit doit tempérer les effets de la chaleur du jour, de même chez l'être humain, le calme de la raison, les bienfaits de la civilisation et de l'éducation, auxquels il faut ajouter le régime et le genre de vie, doivent réprimer la violence et l'impétuosité des passions. Comme chez le premier, les fruits doivent succéder à la fleur, de même aussi chez celui-ci la société a droit aux fruits de son éducation et de son industrie.

C'est sous les noms de fièvres inflammatoires, cérébrales, typhoïdes, pernicieuses, scarlatines, etc. ete., que la mort moissonne d'une manière plus désastreuse dans l'élite de la jeunesse, à cette époque où le cœur et les poumons sont les principaux foyers de la vie, ou le sang est en effervescence. La phthysie pulmonaire dont le nom seul porte déjà l'effroi dans bien des familles, suit de près le cortège de ces redoutables maladies pour décimer les victimes qui leur ont survécu, cherchant à s'approprier sur-

tout celles qu'un héritage malheureux ou
que des plaisirs immodérés, que des jouis-
sances prématurées semblent avoir enrôlées
dans sa triste milice.

S'il faut aux grands maux de puissants
remèdes, l'homœopathie ne faillira pas dans
ces laborieuses circonstances. Aux maladies
franchement inflammatoires elle opposera
avec un grand succès l'antiphlogistique par
excellence. Si l'inflammation siége particulièrement dans le cerveau, ses moyens sont
encore incomparables. Contre les fièvres pernicieuses, typhoïdes, elle se croit dotée de
tous les médicaments qui correspondent le
mieux à tous leurs caractères, à toutes leurs
nuances, à toutes leurs phases. A la phthysie pulmonaire, à ce cruel vampire qui s'attache impitoyablement à la plus délicate jeunesse qu'elle réduit bientôt au marasme, en
lui montrant quelquefois bien longtemps les
angoisses d'une mort inévitable, elle oppose
des moyens d'autant plus salutaires, qu'ils
sont employés plus à bonne heure, et avantageusement aidés du régime restaurant
qu'elle adopte dans les maladies chroniques.

Aux jeunes personnes pour qui la nature

5

semble agir en marâtre parce qu'elles ne peuvent lui payer le premier tribut de leur âge, elle peut faire, sans crainte de déception, les plus avantageuses promesses.

3° Virilité.—Age mûr.

Homme réel, homme accompli, force puissante, imagination féconde, sublime génie, merveille de la création, image de ton créateur, la durée de ton bonheur sur la terre n'est qu'un songe. La fragilité de ton enveloppe terrestre t'expose aux accidents de mille contacts funestes. Les orages de la vie, le feu des passions, peut-être aussi le génie du mal n'ont que trop d'influence sur ton être. Ton esprit même, enrichi des plus nobles facultés, peut encore tomber en démence.

Le tableau serait effrayant si nous relations ici la liste des malheurs qui peuvent assaillir l'âge mûr. Toutes les professions ont en quelque sorte leur escorte de maux plus ou moins redoutables. Si ce n'est pas l'époque de la plus grande mortalité, c'est au moins celle des plus grands dangers, des plus terribles accidents.

Mais la sagesse suprême, la providence divine a proportionné généreusement le nombre des remèdes à celui de nos maux. Les trois règnes de la nature sont devenus tributaires de l'humanité souffrante. C'est à l'art médical, c'est au dévouement, au travail de ceux qui le cultivent, à percevoir la rente de chacun d'eux. Un grand nombre d'animaux, de végétaux et de minéraux donne chaque jour à l'homme une preuve de leur utilité, soit comme moyens nutritifs, prophylactifs (préservatifs) ou curatifs.

L'instinct de l'homme qui semble en raison inverse de son intelligence, émoussé de plus en plus en plus par les usages sociaux, ainsi que par le défaut d'exercice, était tout-à-fait incapable de lui faire apprécier les vertus des médicaments ; ce que l'on en connaissait était le fait du hasard, ou d'une expérience mal établie, souvent trompeuse, puisqu'elle ne partait pas d'une loi fondée sur la nature même. Enfin parut Hahnemann dont le génie sut pénétrer un grand mystère et révéler au monde entier la loi qui préside aux guérisons, celle qui doit guider dans le choix du médicament. C'est sous ses inspirations que nous trouverons toujours les meilleurs moyens à opposer à une maladie quelle qu'elle soit (1).

Dans l'été de la vie, comme dans celui de l'année, les maladies ont généralement un caractère bien redoutable. Les fluxions de poitrine, les fièvres inflammatoires, les fièvres bilieuses, les diarrhées, les dyssénteries, les rhumatismes aigus, les esquinancies nécessitent des traitements énergiques dans lesquels l'homœopathie peut faire apprécier toute la richesse de ses moyens.

Les guérisons qu'elle obtient dans le traitement de la migraine dont elle peut combattre avantageusement toute les nuances et toutes les complications, méritent l'atten-

(1). Un grand avantage de cette médecine, c'est que, voit-on paraître pour la première fois une maladie, on peut aussitôt, d'après le tableau de ses symptômes, trouver dans l'arsenal pharmaceutique, de puissants moyens à lui opposer, c'est ce qu'ont prouvé les homœopathes dès l'invasion du choléra en Europe, c'est ce qu'avait déjà prouvé Hahnemann il y a 40 ans dans une grande épidémie de typhus où sa méthode se signala par d'éclatantes guérisons.

tion de bien des malades qui se regardent comme incurables.

Dans les névralgies faciales et autres, si douloureuses et si désespérantes pour les personnes qui en sont atteintes ; l'on ne peut contester la supériorité de notre médication.

Contre les différents maux de gorge désignés sous les noms d'esquinancies, angines, elle a des moyens tout-à-fait remarquables, pour la promptitude et la sûreté de leur action. Elle peut aussi prévenir le retour de ces maladies chez les personnes qui y sont disposées.

Les hémorrhoïdes qui sont moins souvent l'effet d'écarts de régime, que d'une prédisposition héréditaire, nous fournissent fréquemment l'occasion de montrer combien par son efficacité notre méthode l'emporte sur l'autre médecine.

Dans les fièvres quartes qui ont presque toujours une durée désespérante, après avoir bien apprécié la nature de leurs symptômes et des souffrances qui les accompagnent, et réglé le régime du malade, le bon résultat de nos médicaments ne reste pas douteux.

La constipation habituelle de certaines personnes qui ne peuvent la vaincre que par l'usage soutenu des purgatifs, et qui reparaît plus opiniâtrement à leur cessation, l'homœopathie la combat avec un succès aussi remarquable qu'assuré.

Nous ne passerons pas sous silence les services signalés qu'elle peut rendre dans les indigestions. Il est surtout un médicament dont quelques globules dans un peu d'eau nous procurent, sans fatigue comme sans évacuation, une guérison aussi rapide que merveilleuse.

Certains médicaments homœopatiques ayant une grande efficacité dans le traitement de la hernie, les personnes atteintes de cette infirmité agiraient prudemment en ayant toujours à leur disposition les substances qui sont le plus appropriées à la réduction de cette maladie si susceptible de compromettre, par son étranglement, l'existence de celui qui la porte. Le plus souvent sans toucher, et même sans application extérieure, elles pourraient avec quelques globules dans un peu d'eau, en faciliter promptement la rentrée sans la moindre douleur.

Notre devoir nous oblige à dire ici un mot de l'épilepsie, de cette terrible et épouvantable maladie qui sévit dans tous les âges de la vie, dans tous les rangs de la société; qui trouve sa source soit dans l'hérédité, soit dans une répercussion ou une métastase morbide, souvent même dans une simple frayeur; qui par les horreurs de ses convulsions jette l'épouvante dans l'âme des spectateurs affligés.

Nous dirons à ses tristes victimes, si une notable perturbation morale, si quelque lésion du cerveau ne mettent pas obstacle à votre guérison, vous êtes appelées à jouir des bienfaits de nos moyens, si bien en rapport avec la délicatesse de l'organe de vos souffrances.

Un certain nombre de succès obtenus, il est vrai, pour la plupart, dans la jeunesse au-dessous de vingt ans, mais dont aucun ne s'est encore démenti, nous autorisent à vous faire cet appel dans l'intérêt de l'humanité.

Choléra asiatique.

C'est dans les grandes batailles que se

montrent l'habileté d'un général et la bra-
voure de ses soldats.

De même, c'est dans les grandes épidémies, dans ces grands fléaux qui semblent
quelques fois vouloir décimer les populations,
que l'on peut apprécier le mérite d'une méthode de traitement et de ses moyens curatifs.

Lors de l'invasion du choléra en Europe,
les adversaires de l'homœopathie annon-
çaient qu'en présence d'une maladie si redoutable qui nécessitait les secours les plus
prompts et les plus énergiques, la puissance
d'une médecine qui ne consistait selon eux
que dans le régime ou l'imagination, serait
bientôt réduite à sa juste valeur, c'est-à-dire
au mépris, au néant. Heureusement il n'en
fut point ainsi, car tandis que l'autre médecine, justement alarmée à la vue d'une maladie qu'elle n'avait jamais ni traitée, ni
même étudiée, réduite aux tâtonnements de
l'incertitude, s'évertuait à découvrir chaque
jour de nouveaux moyens qu'elle espérait
devoir être plus efficaces que ceux employés
la veille, ou qu'elle croyait utiliser ceux qui
avaient montré quelque succès, de cruelles

déceptions prouvaient que déjà ils ne convenaient plus, et le fléau destructeur continuait ses affreux ravages au mépris des traitements les plus actifs, les plus variés, et quelquefois même, il faut le dire, les plus bizarres.

L'homœopathie, toujours confiante et fidèle à ses principes, voulant faire une application raisonnée de ses moyens, étudiait dans chaque individu la maladie qu'elle avait à combattre, appréciait la nature et l'importance de chacun de ses symptômes tout en ayant égard aussi à l'âge, au tempéramment, au sexe et au mode d'être du sujet malade. Une fois en possession de cet indispensable tableau, elle trouvait bientôt dans les riches trésors de sa pharmacie, le moyen dont l'efficacité ne trompait guère son attente qu'autant que le mal avait déjà franchi les limites que peut atteindre la puissance humaine.

Si, comme nous le pensons, rien ne prouve mieux la valeur d'une médecine que l'importance de ses succès dans le choléra, à la vue des listes dressées pendant les différentes épidémies qui ont régné en Russie, en Allemagne, en Hongrie, en Prusse et en France ; nous montrant partout la grande supériorité de notre méthode sur l'ancienne médecine, n'avons-nous pas le droit de nous appliquer cet adage : *à l'œuvre on connait l'ouvrier*, et de dire : *c'est à la valeur du résultat qu'on juge du pouvoir de la cause.*

Nous ne rapporterons qu'une seule observation de choléra, pensant que par son importance elle suffira à donner une idée de ce que peut l'homœopathie, et comme elle nous est personnelle, nous pouvons en garantir l'exactitude. En voici les principaux détails :

Un cultivateur âgé d'environ 56 ans, d'une forte constitution et d'une bonne santé, après une journée de travail et de fatigue pendant les chaleurs de juin 1849, éprouva sur le soir une grande soif qui fut toute la nuit accompagnée de déjections abondantes de matières d'abord muqueuses, puis blanchâtre et floconneuses, avec violentes douleurs au milieu du ventre, des crampes, surtout dans les mollets, prostration extrème des forces.

A la visite du malade, à midi, les déjections avaient diminué, mais la violence des crampes et des douleurs de ventre lui arrachait des cris ; la soif était très-forte avec grand désir d'eau froide ; la figure considérablement amaigrie, le nez serré, les traits étaient allongés et les yeux enfoncés dans leurs orbites ; la face et les avant-bras étaient violacés, cyanosés ; tout le corps baignait dans une sueur froide et visqueuse. Les excrétions étaient supprimées, le pouls était très-petit, la langue et l'haleine étaient froides, et le malade dans un état d'abattement et d'angoisse sentait son existence s'anéantir sous l'influence délétère d'une maladie, dont, ainsi que les assistants, il ignorait encore le redoutable nom.

Plus de vingt personnes accourues soit par devoir (comme le pasteur et l'instituteur) ou à la nouvelle d'une maladie si prompte et si alarmante, pourraient certifier avec nous qu'il a fallu moins de quatre heures pour sortir du danger un malade qui touchait déjà à ses derniers moments et sa famille pourrait affirmer avec lui, que sa convalescence fut si courte, qu'avant huit jours il avait repris ses travaux domestiques, trop promptement peut-être, mais

cependant sans en éprouver de re-
chute.

Pour obtenir un si beau et si prompt résultat, que fallut-il ?

Des fomentations, des frictions, des ré-
vulsifs à l'extérieur, et de fortes doses de
médicaments à l'intérieur, diraient vraisem-
blablement les partisans de la matière, ceux
qui apprécient au volume et au poids la
vertu d'un médicament. Cependant rien de
semblable ne fut employé, car la science
d'Hanemann nous apprend que les maladies
ne peuvent être comparées à aucune mesure
terrestre, puisqu'elles proviennent du déran-
gement des fonctions qui entretiennent la
santé et la vie, de leur défaut d'harmonie ;
que par conséquent les médicaments ne doivent donc pas mieux être estimés d'après
leur volume ou leur poids, mais bien d'après
la faculté qu'ils ont de faire cesser tout
trouble organique. Cette science précieuse
a su opposer aux troubles mystérieux de
l'organisme, une force plus mystérieuse et
plus puissante encore, quoique inhérente à
des atômes de matière. Quelques globules
d'un médicament homœopathique fondus

dans une verrée d'eau fraîche, à prendre par cuillerées d'abord très-rapprochées, avaient dès la seconde dose, en moins d'un quart d'heure, produit une amélioration appréciable, qui bientôt soutenue par un second médicament, sous les mêmes formes, continua de rappeler le malade à la vie. Une nuit calme et tranquille vint achever de réparer les désordres de celle qui l'avait précédée, et de rétablir complètement la santé.

Grippe.

Aucuns moyens ne peuvent rivaliser avec les nôtres dans le traitement de cette maladie qui a pénétré en Europe en même temps que le choléra, qu'elle a plus d'une fois précédé, ou accompagné, qui imprime trop souvent son funeste cachet chez les jeunes gens disposés aux maladies de poitrine. A toutes ses variétés, ses complications, ses périodes, nous avons des moyens appropriés ; la délicatesse de nos remèdes et la petitesse de nos doses nous permettent de les administrer avantageusement à tous les âges qui peuvent être victimes de ce véritable fléau, et même à la plus tendre enfance si souvent incapable de supporter l'énergie de toute autre médication.

Aliénation mentale.

Si l'on ne peut contester l'influence pernicieuse de plusieurs substances sur le moral, si l'on est forcé d'admettre qu'elles peuvent produire la stupeur, la manie, la folie, l'extravagance, le délire, la fureur, l'abaissement ou l'excitation de l'intelligence, de certains sens, de certaines fonctions, pourquoi le système des compensations, pourquoi notre loi homœopathique seraient-ils ici en défaut? pourquoi ce qui peut produire le trouble de l'intelligence dans l'état normal, ne pourrait-il pas aussi le rétablir dans l'état maladif?

Toute critique s'anéantira ici devant les résultats de la pratique et l'éloquence des faits.

Les premiers succès d'Hahnemann qui frappèrent le public furent la guérison de plusieurs aliénés dans l'hospice de Georgenthal, en Bohême (1).

(1) Plus de douze années d'exercice de la médecine homœopathique nous permettraient de rapporter ici

4° VIELLESSE.

Age du retour, respectable vieillesse, souvent prématurée, trop souvent tributaire d'anciens égarements ; riche d'expérience et de souvenir, mais pauvre de puissance ; des nombreux chagrins de la vie, ne conserves-tu pas des traces ?

Un certain nombre de principes délétères peuvent assaillir l'homme aux différentes époques de sa vie. Quelques-uns répandus dans l'air, inaccessibles à nos sens ont une courte durée, tels que les miasmes de la variole, de la rougeole, de la miliaire, de la scarlatine, du typhus, de la suette miliaire, du cho-

---

un grand nombre de remarquables guérisons, d'affections tant aigües que chroniques ; de citer aussi des cas de maladies tant aigües que chroniques qui semblaient du domaine de la chirurgie et qui ont cédé à l'homœopathie, sans opération comme sans applications extérieures. Mais d'abord nous dérogerions à la concision que nous nous sommes imposée dans cette notice, et en outre il pourrait arriver à quelques personnes cherchant des observations sur les maladies qu'elles croiraient avoir, de ne pas les trouver et de se regarder comme déshéritées de la richesse d'une médecine sur laquelle elles avaient fondé l'espoir de leur guérison.

léra, etc. Leur volatilité semble en rapport avec le caractère de la jeunesse, pour laquelle ils ont pour la plupart une grande prédilection. D'autres moins fugaces, plus matériels, plus fixes ne pouvant se communiquer que par contact immédiat, ou par voie d'hérédité, ont généralement une durée perpétuelle si on ne leur oppose pas des moyens capables de les détruire. Ils semblent avoir plus d'analogie avec l'âge mûr et la vieillesse, où ils laissent de plus profondes traces.

Hahnemann, le fondateur de l'homœopathie, dans son immortel ouvrage sur les maladies chroniques, réduit ces derniers virus à trois, à la tête desquels est celui de la gale. D'après les idées de ce grand homme, ces trois principes semblables au Prothée de la fable, peuvent revêtir un grand nombre de formes différentes, ils peuvent aussi dans certaines organisations rester comme enchaînés, à l'état latent ou d'incubation un grand nombre d'années, jusqu'à ce que des circonstances favorables permettent leur développement. Semblables à une graine enfouie en terre, privée de l'humidité, de la chaleur et de l'air nécessaires à sa germination. Semblables, pourrions-nous dire encore au scélérat qui, sentant ses fers usés, affaiblis par le temps ou ses efforts, parvient à s'échapper pour commettre toutes sortes de ravages.

Tout le monde sait que le virus de la rage peut rester tant chez l'homme que chez les animaux à l'état d'incubation, même un assez grand nombre d'années, jusqu'à ce que des circonstances appréciables ou non, lui permettent de se manifester. Aussi, évite-t-on soigneusement chez l'homme qui a été mordu, toute espèce de perturbation morale.

Un virus que nous portons en nous-mêmes est donc un véritable ennemi qui devient plus fort et plus tyrannique à mesure que notre organisation s'affaiblissant, devient moins capable de lui résister. C'est ainsi que l'homœopathie explique ces maladies chroniques qui ont débuté subitement après une cause affaiblissante ou pertubatrice de l'organisme, comme une frayeur, un chagrin, une grande révolution, une suite de couche, une forte maladie, des écarts de régime, etc.

Voilà pourquoi la vieillesse dans sa débilité devient si souvent victime soit d'un héritage malheureux, soit peut-être de quelques dérèglements du jeune âge.

C'est surtout près des limites de la vie que semble s'accroître le nombre de ses douloureuses infirmités.

Si nous jetons un coup d'œil rapide sur les affections plus particulièrement dévolues à la vieillesse, nous voyons les douleurs, les rhumatismes, la goutte, les infiltrations, les hydropisies, les engorgements, les concrétions, les ossifications, les squirrhes, les cancers, les chancres, les ulcères, les affections de la vue, et de l'ouie former le lugubre cortège destiné à l'accompagner au tombeau.

Par ses généreux efforts, notre médecine, obtient encore souvent de brillants succès dans plusieurs de ces maladies généralement regardées comme incurables. Elle trouve dans ses trésors dequoi distribuer des se-

cours à toute la famille des maladies chroniques.

Persuadés que la plupart des maladies,
même celles qui siègent le plus visiblement
à la surface du corps, ne sont que le reflet,
que la manifestation, au dehors d'une lésion
de l'ensemble de l'organisme, c'est à celui-
ci qu'elle adresse directement ses moyens
curatifs, au lieu de les appliquer seulement
à l'extérieur. Elle attaque le mal à sa source,
au lieu de n'attaquer que la superficie.

Quant aux personnes qui, atteintes de maladies chroniques très-invétérées, se figurent
qu'après quelques doses de médicaments
homœopathiques elles doivent être promptement guéries, ne pourrions-nous pas les
comparer à un enfant, qui à son réveil s'em-
presserait d'aller cueillir les fruits qu'il croi-
rait trouver sur un arbre planté de la veille,
parcequ'il ignorerait le temps et les circonstances nécessaires au travail qui doit s'opérer tant pour la floraison et le développement de ses fruits que pour leur maturité.
De même les premiers dans l'impatience de

leur guérison, oublient sans doute le travail et les modifications que doit subir leur organisme sous la puissance curative, soit d'un seul, soit de plusieurs remèdes pris successivement.

Les bienfaits de l'homœopathie pourraient se résumer dans cette phrase.

Les nombreuses maladies de l'enfance (sans en excepter le croup) celles plus orageuses de la jeunesse et de l'âge mûr, les pénibles indispositions de la grossesse, les accidents quelquefois inquiétants du retour de l'âge, les infirmités innombrables et souvent graves de la vieillesse, les rhumatismes, les migraines, les affections nerveuses, qui font le tourment des malades et le désespoir de la médecine, tous trouvent dans les riches trésors de l'homœopathie les plus puissants secours.

Aggravations homœopathiques.

Malgré nos petites doses et nos précautions à ne pas trop les répéter, nous voyons se développer cependant encore quelquefois une aggravation soit dans l'état général du malade, soit dans quelques uns de ses organes. mais ce ne doit point être un sujet de découragement pour lui. Il cessera toute crainte s'il compare les effets de nos médicaments avec les effets beaucoup plus perturbateurs de ceux qu'emploie l'autre médecine ; outre que nos aggravations sont rares, elles sont généralement de peu d'importance.

Celui qui, suivant les principes de l'ancienne médecine, prend un vomitif, par exemple, n'est-il pas souvent exposé à un trouble qui lui représente momentanément les angoisses de la mort? Celui qui se purge n'a-t'il pas à redouter de violentes douleurs d'entrailles? Beaucoup de médicaments, outre le déboire qui accompagne leur ingestion dans l'estomac, ne provoquent-ils pas encore de nombreux troubles dans le corps?

Promenez vos regards dans le vaste domaine de la chirurgie, où retentissent les cris déchirants de la douleur, où coule peut-être trop souvent le sang de vos semblables, voyez les opérations cruelles qu'on y pratique fréquemment soit pour ouvrir un dépôt, enlever une tumeur, un sein tout entier, ou retrancher un membre dont le mauvais état pouvait compromettre l'existence du malade, et vous bénirez une médecine qui avec des moyens d'une grande douceur, peut cependant faire éviter plus d'une de ces opérations.

Les aggravations homœopathiques semblent être quelques fois nécessaires (elles ont aussi à plus d'un incrédule prouvé l'efficacité de nos petites doses) fussent-elles beaucoup plus fréquentes et plus pénibles, elles ne seraient encore rien comparativement à celles que nous venons de citer, et nous avons un avantage qu'on ne trouve pas dans l'autre médecine, c'est que chacun de nos médicaments possède un correctif en cas de besoin.

Bannissez donc toute crainte injurieuse pour la douceur de nos moyens.

N'y a-t-il pas autant de puérilité que peu de courage et de jugement dans le raisonnement de celui qui, au sujet du principe homœopathique, se dit : si j'avais la fièvre ou une autre maladie, on me l'augmenterait donc pour me l'enlever ?

Qu'il ne compare pas notre manière d'a-

gir à celle de quelques personnes peu éclai-
rées ou malavisées, qui, pour couper un accès de fièvre avalent un bol de vin chaud
ou d'un liquide spiritueux qui provoque
dans le corps un trouble dangereux, qui
enlève quelques fois la maladie, il est vrai,
mais quelques fois aussi le malade ; ni
à ceux qui opposent de violents purgatifs à des affections de toute nature. Bien
loin d'imiter cette conduite imprudente dictée le plus souvent par la désespérante con-
tinuité d'une maladie, nous opérons d'une
manière plus douce et plus rationnelle, et
si l'on pouvait dire dans le premier cas,
que le corps représente le désordre d'un
champ de bataille ravagé par le fer et le feu
de deux ennemis qni sont aux prises, ne
pourrait-on pas dire alors que dans notre
méthode, il offre plutôt le tableau du temple de la justice où se plaide avec calme et
bon ordre une importante question de santé
ou de maladie, de vie ou de mort ?

N'est-ce pas là l'image des deux modes
de traitement que nous citons ?

Régime Homœopathique.

Chacun sait que l'intempérance est la cause de beaucoup de maladies, la source de bien des vices ; que la sobriété et la frugalité concourent puissamment à la conservation de la santé de l'homme, au bon ordre de ses fonctions tant physiques que morales, et qu'elles ne sont pas moins utiles à son rétablissement en cas de maladie.

Dans la vie même la plus régulière, certains aliments et certaines boissons de mauvaise nature ou peu en rapport avec le tempérament d'une personne, ou ses conditions sociales, peuvent amener à la longue de profonds désordres soit au physique soit au moral.

L'histoire de chaque peuple nous apprend que son genre de vie est généralement approprié au climat qu'il habite ; elle nous apprend aussi que ses facultés physiques et morales en sont plus ou moins influencées.

Il n'entre pas dans notre plan de signaler ici toutes les conséquences de l'influence du régime, nous ne voulons parler que de ses rapports avec la médecine homœopathique.

Pour que le médecin puisse compter avec
certitude sur les succès des remèdes homœopathiques qu'il administre, il faut que
le régime du malade soit tel qu'il ne dérange
aucunement la réaction de l'organisme sur
le médicament. C'est cependant ce qui pourrait arriver si l'on usait avec les aliments
ou les boissons, de substances douées de
quelques propriétés médicamenteuses. Le
remède employé doit agir seul, sans quoi
son action curative pourrait être entravée,
lors même que ses effets primitifs n'en seraient pas annulés.

Le malade devra donc, pendant tout le
cours de son traitement, bannir un certain
nombre d'aliments nuisibles, différentes boissons, limonades, eaux minérales, eaux ga-
zeuses, café, vin pur, liqueurs spiritueuses,
infusions, gargarismes, bains fréquents, fu-
migations, pommades odorantes, camphre,
vésicatoires, emplâtres, saignées, et en général tout ce que l'on appelle remèdes domestiques ainsi que tous les condiments in-
ventés par le luxe et la dépravation.

Il ne doit pas mettre moins de précautions à éviter toutes les causes de perturba

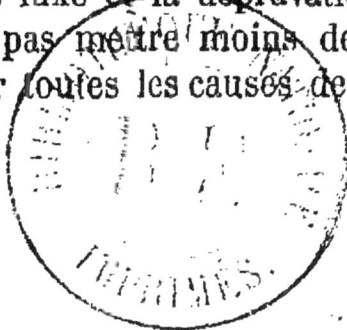

tions morales, telles que le chagrin, le dépit, la haine, la colère, l'inquiétude, etc. etc. Il évitera autant que possible une vie trop sédentaire, trop oisive, ou bien adonnée à de trop pénibles travaux.

L'habitude qui est une seconde nature, permet quelques fois l'usage de substances généralement interdites; parmi un grand nombre d'exemples on pourrait citer un cas de guérison de maladie cutanée, obtenu par Hahnemann lui-même chez un paysan allemand, malgré l'usage journalier d'un demi litre d'eau-de-vie au lieu d'un litre qu'il avait l'habitude de boire. Cependant, si cet usage était une cause de maladie, comme l'abus du café à l'eau dans certaines insomnies, du vin pur et des spiritueux dans les affections hémorrhoïdales et goutteuses, la viande de porc et certains poissons de mer dans les maladies de la peau, etc. Il devrait être à l'instant interdit ou grandement modifié.

L'homœopathie, simple dans sa médication, ne l'est pas moins dans son régime, différent dans les maladies aigues et les chroniques; dans les premières, la diète est sans

doute indispensable, et cadre d'ailleurs bien
avec les goûts et l'état de l'estomac d'un
malade qui, dans bien des cas ne peut user
que de quelques boissons émollientes sim-
ples, de quelques bouillons adoucissants
de veau, poulet, grenouilles, etc., etc. Il
faut une bien sage prévoyance tant pour
accorder à un malade ce qu'il demande avec
instance, que pour éloigner de lui ce que
l'instinct conservateur de la vie lui fait re-
pousser comme nuisible. Dans les maladies chroniques, l'instinct est en général
moins prononcé et moins bien respecté,
parce qu'étant presque toujours dénaturé,
il éloignerait souvent le malade de la voie
de sa guérison. Toujours dans le but d'obtenir une réaction salutaire, l'homœopathie
emploie le régime le plus favorable à la produire, elle veut fortifier son malade et affaiblir
ou plutôt détruire la maladie. C'est d'après
ces principes que le régime est restaurant,
et admet les viandes les plus nourrissantes,
des bouillons gras, des potages succulents;
permet un mélange bien coordonné de gras
et de maigre, un mélange de vin et
d'eau, etc., etc.

Aliments permis.

Substances animales.	Substances végétales.	Boissons.
Bœuf.	Épinards.	Eau de source.
Mouton.	Laitues.	Eau de rivière fil-
Veau non trop jeune.	Pommes de terre.	trée.
Poulet.	Carottes.	Vin vieux avec de
Dindon.	Navets.	l'eau.
Chapon non trop gras	Choux-fleurs.	Eau panée.
Faisan.	Choux rouges.	Eau de gruau.
Pintade.	Choux frisés.	Tisanes de fruits
Chevreuil.	Haricots verts	secs.
Lièvre.	Petits pois.	Lait frais et bouilli
Lapin de garenne.	Salsifis.	Lait d'amandes
Marcassin.	Tous les gruaux.	douces.
Perdrix.	Pain de seigle.	Infusion de gui-
Bécasse.	Sagou, salep.	mauve.
Grive.	Tapioka.	Eau d'orge et ré-
Alouette.	Bouillie de maïs.	glisse.
Petits oiseaux.	Bouillie de blé	Thé très-léger.
OEufs.	sarrazin.	Sirop de fram-
Beurre frais.	Tous fruits mûrs	boise.
Lait.	et doux.	Sirop de gomme.
Petit lait frais.	Châtaignes - mar-	Sirop de guimauve.
Fromage frais.	rons	Etc., etc.
Marée fraîche.	Melons-pastèques.	
Poissons de rivière.	Fruits secs.	
Etc., etc.	Fruits cuits.	
	Confitures douces.	
	Chocolat sans arô-	
	me.	
	Etc., etc.	

Aliments interdits.

Substances animales.	Substances végétales.	Boissons.
Boudin.	Oseille.	Vin pur.
Charcuterie.	Cresson.	Liqueurs alcooliques.
Saucisses.	Menthe.	
Canard.	Sauge.	Vins chauds.
Oie.	Thym.	Punchs.
Anguille.	Estragon.	Café.
Morue.	Moutarde.	Hydromel.
Lamproie.	Raifort, ail.	Boissons acides.
Harang salé.	Celeri, anis.	Boissons fermentées.
Homard.	Chocolat épicé.	
Écrevisses.	Touts fruits acides.	Boissons aromatiques.
Huitres.	Laurier.	
Moules.	Safran.	Etc., etc.
Pâtissereries lourdes et grasses.	Poivre.	
Salmis.	Citron.	
Civets.	Capres.	
Ragouts épicés.	Cornichons.	
La viande d'animaux trop jeunes ou trop gras.	Asperges.	
	Truffes, champignons.	

Il est beaucoup de substances désignées ou non ici, qui sont nuisibles ou non, selon leur quantité, leur préparation, mais surtout selon le genre de maladie, et les médicaments employés.

Bien des malades croient pouvoir cesser leur régime aussitôt qu'ils ont fini leurs remèdes, mais ils n'agiraient pas ainsi, s'ils savaient que ceux-ci peuvent, pour la plupart, continuer encore longtemps leur action, surtout dans les maladies chroniques.

Nous finirons par ces vers que nous avons déjà adressés, il y a dix ans, en réponse à une satire contre l'homœopathie (nous en retranchons quelques-uns qui seraient ici hors de propos) ; puisse la morale qu'ils renferment réformer le jugement peu éclairé de quelques censeurs indiscrets.

Depuis le grand docteur et les demi-savants,
Jusqu'au simple berger, jusqu'aux bonnes d'enfants,
Chacun connaît assez l'art de la médecine,
L'un donne des leçons, l'autre les examine.
De censurer aussi ce qu'on n'a pas écrit,
Confiant en soi-même, on se croit bien l'esprit.
Nous avons vu cent fois un berger de village
Tenir avec orgueil ce singulier langage :
Je suis un ignorant, jamais on ne m'apprit
A connaître en un livre un simple mot d'écrit,
Pourtant j'ai pu trouver où mes troupeaux vont paître,
Une herbe précieuse, on me l'a fit connaître ;
Avec elle on pourrait guérir tout l'univers ;
Mais des hommes jaloux m'enverraient aux enfers.
Oui, je sais bien traiter toutes les maladies,
Du sang et des humeurs et surtout les manies.
Par mon *simple* je purge et brebis et agneaux,

Je guéris leur vertige, un de leurs plus grands maux.
En voyant mon troupeau, je vois ce que nous sommes,
Le mal de mes moutons affecte bien des hommes.

Ce pauvre personnage avait quelque raison,
Mais son mérite était dans la comparaison.

Dans un brillant congrès une vaste assemblée
Sur l'homœopathie amène la risée,
Un singulier censeur qui n'est pas médecin,
S'annonçant en ces mots, inspiré du destin :
Vous connaissez, Messieurs, vous connaissez peut-être
La nouvelle du jour, qui vient de nous paraître ;
Il sort de l'Allemagne un système nouveau,
Que tout le genre humain suivra jusqu'au tombeau.
Qui croit à son prodige est un grand téméraire,
Je ne le connais pas ou ne le connais guère,
Son remède sans doute est bien loin d'être bon,
Car c'est de l'arsenic, c'est toujours du poison.

— L'on entend à ces mots, au sein de l'auditoire
La voix d'un homme instruit, d'une illustre mémoire :
Arrêtez, dit ce sage, arrêtez, grand parleur,
Votre talent se borne à celui d'orateur.
Soyez plus circonspect, gardez-vous, téméraire,
De ne jamais souiller un si grand sanctuaire !
Le temple d'Esculap doit être vénéré,
Et son ministre aussi, par la postérité.
Respectez Hahnemann, hommage à son génie,
Il sera pour toujours l'honneur de sa patrie.
Par cinquante ans d'étude et de nombreux essais,
Il a de nos moyens centuplé les bienfaits ;

De nos médicaments la puissance infinie,
Fut le prix de ses soins, de sa philosophie.
Hahnnemann, Hahnemann, immortel médecin,
Après de longs travaux, un glorieux chemin,
Guidé dans tous tes pas par ta philantrophie,
Tu sus nous découvrir une homœopathie,
Ton généreux talent vient d'immortaliser
Le plus grand des bienfaits que l'homme ait pu créer;
Il s'applique aux mortels, à tout ce qui respire,
A tous les auditeurs on ne peut assez dire :
Ton système lui seul, le plus complet de tous,
Pour tout être souffrant est aussi le plus doux.
Ton remède est puissant, quoiqu'à dose ténue,
Sa vertu cependant en est bien étendue,
Car toujours il agit, il opère toujours,
Et du moribond même il prolonge les jours.
S'il ne ranime pas un reste de sa vie,
Il est encore utile à cette maladie.
Qui de chaque mortel doit amener la fin,
Puisque l'art de guérir doit échouer enfin.
Un tyran des humains, la douleur trop cruelle,
A tes moyens puissants ne fut jamais rebelle.
De tous les maux divers dont l'homme est assailli,
Pas un seul par tes soins n'est resté dans l'oubli.
Tu vivras à jamais au temple de mémoire,
Pour avoir triomphé de ceux que notre histoire,
Nous a montrés toujours l'écueil d'un traitement :
L'horrible épilepsie, au symptôme alarmant,
Et sa famille affreuse, et toutes les névrôses,
Part ton art immortel, ont dans tes faibles doses
Un vrai baume de vie, un remède puissant,
Capable de guérir leur état languissant.

Prodige surhumain, devant toi je m'incline !
Ta puissante vertu, Dieu seul, qui la devine.
Orgueilleux conquérant, au caractère altier,
Dominateur du monde, intrépide guerrier,
Quelle sage leçon te donne ce mystère !
Toi que tout l'horizon, même toute la terre,
N'arrêtent pas toujours, tu peux être réduit
Par un si petit grain, d'un atôme produit.
Homme pensez-y bien, souvent la providence,
Dans le plus petit corps montre plus de puissance,
Que des monts entassés, des fleuves, des volcans,
Et les mers et la foudre, et leurs bruits éclatants.

Cultivons cet objet de notre sympathie.
Apprécicz les bienfaits de l'homœopathie.

Les personnes qui veulent consulter par
écrit un médecin homœopathe, doivent donc,
comme il a déjà été indiqué page 54 et sui-
vantes, commencer par désigner leur âge,
leur sexe, leur profession et leur tempérament (si elles peuvent le décrire), la teinte
de leur visage et de leurs cheveux ; elles
devront parler des maladies qui ont affecté
leur enfance, telles que engorgements glan-
duleux, dépôts, éruption, etc., et des maladies périodiques ou accidentelles, dont elles
ont pu être atteintes plus tard ; désigner,
s'il est possible, les différents genres de trai-

tements qu'on leur a fait suivre. Il est utile de connaître aussi l'état de leur esprit plus ou moins vif, gai ou triste, de leurs facultés morales et intellectuelles, de leurs penchans plus ou moins prononcés, de leurs différentes fonctions, de leur sommeil, etc. Ensuite elles diront ce qui a pu les rendre malades, et dépeindront leur maladie comme elles la conçoivent, ou plutôt la sentent, le siége, le genre, la nature et le type de leurs douleurs; l'époque du jour où de la nuit où elles se trouvent mieux ou plus mal ; ce qui semble augmenter ou diminuer leurs souffrances ; elles doivent également rendre compte des souffrances accessoires et des particularités qui pourraient même leur sembler insignifiantes et n'avoir pas le moindre rapport avec leur maladie, car il est une foule de petits détails qui peuvent nous servir de guides dans la voie du traitement, surtout pour les maladies chroniques.

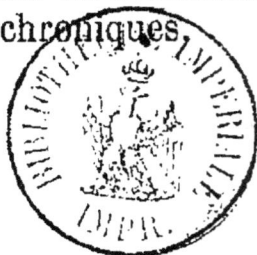

FIN.

www.ingramcontent.com/pod-product-compliance
Lightning Source LLC
Chambersburg PA
CBHW071457200326
41519CB00019B/5772